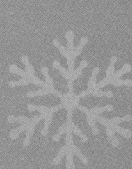

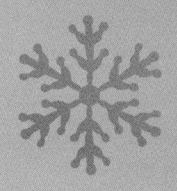

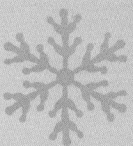

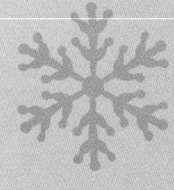

VANESSA BLUMHAGEN   ANNA FUNCK

GESUND STARK SCHÖN

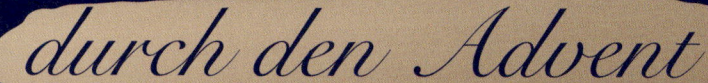

durch den Advent

24 Türchen gegen den Weihnachtswahnsinn
und für mehr Entspannung,
Ausgeglichenheit und Wohlbefinden

mvgverlag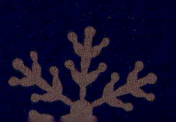

O du fröhliche …!

Beten Sie auch, dass die Weihnachtszeit schnell vorbeigeht? Damit der ganze Trubel, die Geschenke-Sucherei, die Familienzoffs unterm Tannenbaum und die Hetzerei von Adventskaffee zu Krippenspiel zu Gänseessen ein Ende haben?

Dann sind Sie bei uns genau richtig! In diesem Adventskalender finden Sie Türchen für Türchen die Entspannung, die Sie jetzt brauchen! 24 Tage voller leicht umsetzbarer Tipps, die Ihre Adventszeit garantiert relaxter machen. Und Sie schöner und glücklicher. Glauben Sie nicht? Wir versprechen es Ihnen! Alles, was Sie hier drin finden, haben wir selbst ausprobiert und für gut befunden. Weil wir auch Frauen mit Familie und viel (Vor-)Weihnachtswahnsinn sind und auch keine Lust mehr hatten, jedes Jahr dreieinhalb Wochen lang durchzudrehen, um am zweiten Weihnachtstag fix und alle in den Seilen zu hängen.

Kurze Audio-Auszeiten für die Seele, leckere Alternativen für die sonst unvermeidbaren Zuckerbomben, schnelle Kicks am Morgen für die Frauenpower und nächtliche Entspannungsgaranten – all das finden Sie hinter den 24 Türchen dieses Buches. Und ganz viel mehr. Übrigens alles Tipps, die gerne an die beste Freundin weitergegeben werden können und auch für die Zeit zwischen Silvester und dem ersten Advent hilfreich sind.

In diesem Sinne: Wir wünschen Ihnen eine herrliche Adventszeit und tolle Weihnachtstage! Und das Beste für ein gesundes, glückliches neues Jahr! Besser vorbereitet als Sie kann man ja nicht sein ...

Ihre Vanessa Blumhagen und Anna Funck

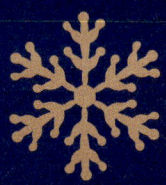

Entweder schnappen Sie sich ein Handtuch, machen es lauwarm feucht und packen es sich mit Wärmflasche drauf auf die Leber (unterm rechten Rippenbogen). Ich verspreche Ihnen, Sie werden innerhalb kürzester Zeit herrlich müde und tiefenentspannt. Da braucht's gar keinen Punsch mehr! Oder Sie besorgen sich ein biologisch angebautes, hexanfreies Rizinusöl. Das Tuch, das Sie hierfür nutzen, sollte am besten ausrangiert sein. Rizinusöl drauf (Vorsicht, klebt!), Tuch auf die Leber, fertig ist der Entgiftungs-Geheimtipp.

Das Castor Oil, wie es die Engländer nennen, regt die Durchblutung der Leber an. Dadurch funktioniert die Verdauung besser, Umweltgifte, Medikamenten- und Hormonreste verschwinden zügig aus dem Körper, der Stoffwechsel freut sich, weil die Schilddrüsenhormone besser wirken können (dieses Jahr gibt's keine zusätzlichen Pfunde zwischen Weihnachten und Silvester). Und Sie werden merken: Die nervige Tante oder Schwiegermutter lässt Sie in diesem Jahr total kalt. Alles dank des Leberwickels!

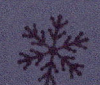

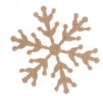

GESCHENK ODER LEBER –
Hauptsache, gut gewickelt!

Ich kenne keine Jahreszeit, in der so viel Alkohol getrunken wird wie rund um Weihnachten. Da ein Glühwein, hier einen Eierpunsch und den obligatorischen Rotwein zur Gans nicht zu vergessen! Da streikt die Leber schon vor Nikolaus.

Was also tun, damit die Advents-Laus sich nicht dauerhaft im Entgiftungsorgan Nummer 1 einnistet und die Stimmung versaut? Leberwickel! Wieder so ein Trick aus Omas Mottenkiste! Herrlich einfach umzusetzen, ohne viel Brimborium und teure Hilfsmittel.

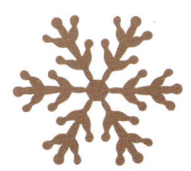

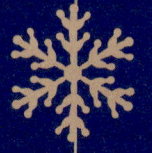
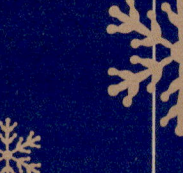

1

2

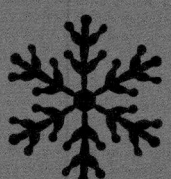

MIT TIEFEM SCHLAF
das Fest entstressen

Sie würden gerne aufhören, auf dem Kopfkissen Geschenke-listen zu schreiben, finden aber einfach nicht in den Schlaf? Dafür kann es neben zu viel Vorweihnachtsstress auch andere Gründe geben: Das Internet ist schuld.

Jetzt lachen Sie vielleicht, aber gleich nicht mehr! Denn alles, was wir fürs WWW brauchen – unser WLAN, unseren Laptop, unser Smartphone –, strahlt. Und nicht nur die Strahlung macht uns alt, schlaflos und unter Umständen krank, sondern auch das blaue Licht der Displays. Bringt uns nämlich völlig durcheinander. Das Schlafhormon Melatonin, das unser Körper bei Dunkel-heit bildet, wird immer weniger, und so liegen wir nachts wach.

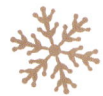

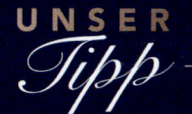

UNSER
Tipp

Deshalb teilen wir hier mit Ihnen unsren Anti-Stress-Tipp, den wir das ganze Jahr beherzigen:

Schalten Sie nachts am besten den Router, das WLAN und auch das Handy aus. Und bitte auch nicht neben dem Bett aufladen, denn auch das bedeutet wieder Strahlung.

Wenn Sie nach so einer Nacht aufwachen, bringt Sie nichts mehr so schnell aus der Ruhe, wetten?

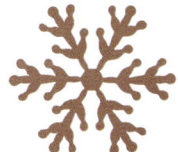

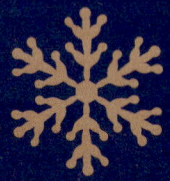

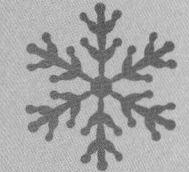

Deshalb: Wappnen Sie sich vor solchen Zucker-Dates (aber auch vor jedem anderen Essen) mit Mandeln. Vor dem Süßkram eine Hand voll davon kauen – und schon fährt der Insulin-Glukose-Zug nicht ganz so hoch hinaus.

Als Alternative zu Mandeln geht auch ein hartgekochtes Ei – weniger praktisch für unterwegs. Oder ein Esslöffel Apfelessig in einem Glas Wasser.

Beim Gänseessen achten Sie zusätzlich auf die Reihenfolge: erst das Gemüse (Ballaststoffe) und das Eiweiß (die Gans) essen, dann jagt der Blutzuckerspiegel bei Klößen, Kartoffelgratin und beim Dessert nicht so stark nach oben. Und nach dem Essen immer einen Spaziergang machen. So entkommt man nervigen Gesprächen und tut was für die Gesundheit. Besser geht's ja nicht, auch an Weihnachten.

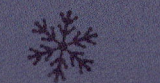

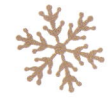

OH, DU FRÖHLICHER
Blutzuckerspiegel!

Seien wir mal ehrlich: Advent ohne Vanillekipferl oder Kokosmakronen ist irgendwie öde. Denn nicht überall gibt es unsere zuckerfreie Alternative (Spoiler: Türchen 8). Was also tun, wenn man nicht immer zum Außenseiter beim Adventskaffee mutieren, aber trotzdem zu Silvester noch in die Lieblingsjeans passen will? Ganz einfach: Seien Sie lieb zu Ihrem Blutzuckerspiegel! Der hat's definitiv verdient!

Der spannende Hintergrund: Insulin möchte den umgewandelten Zucker (Glukose) in die Zellen bringen, damit Sie Kraft haben, Geschenke einzupacken und die Weihnachtstafel zu decken. Wenn zu viel Glukose da ist oder Ihre Zellen schon ein bisschen insulinresistent sind (wie bei jedem dritten Deutschen), dann bleibt die süße Energie erst im Blut und landet dann auf Ihren Hüften.

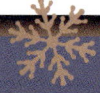

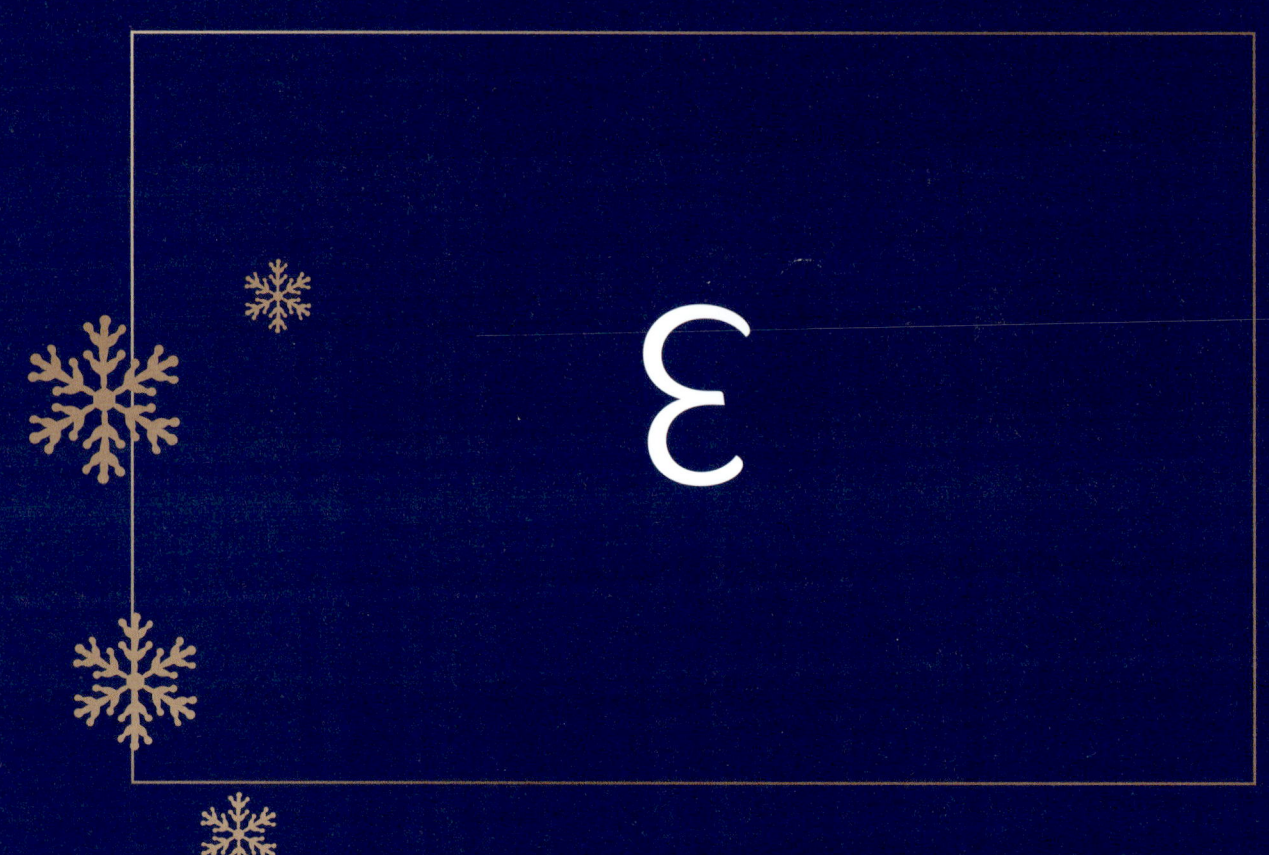

4

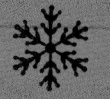
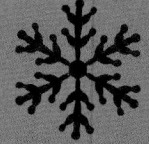
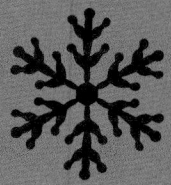

OH MICROGREENS, OH MICROGREENS –
wie schön sind eure kleinen Blätter!

Kennen Sie noch diese Kresse-Igel aus den 80er-Jahren? Die bestanden aus gebranntem Ton. Den hat man in kaltes Wasser getunkt und dann die Samen darauf verteilt. Nach ein paar Tagen sprossen grüne Pflänzchen aus dem Ton-Tier. Auf einem Butterbrot war das selbstgezogene Grünzeug ganz lecker. Und was soll ich Ihnen sagen? Alles kommt wieder: Schlaghosen, Blockabsätze, selbst gezogene Kresse!

Heutzutage heißt das aber neudeutsch »Microgreens«! Minigrünesgemüse. Und wir beschränken uns beim Ziehen nicht auf Kresse: Man kann auch Brokkoli, Kichererbsen, Amaranth, Blumenkohl, Buchweizen, Erbsen, Koriander, Minze, Petersilie, Radieschen, Rote Bete, Rucola, Senf und vieles mehr anpflanzen.

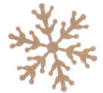

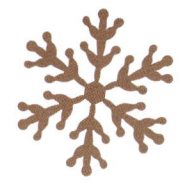

Das Beste: Die Minitriebe liefern im gemüsetechnisch tristen Winter auf leckere Weise Vitamine, Mineralien und Spurenelemente, die uns vor Krebs, hohem Blutdruck, Entzündungen, Herz-Kreislauf-Erkrankungen, Diabetes, Übergewicht und so einigen Zipperlein mehr schützen. Zudem kommen diese Mikronährstoffe nicht tausende Kilometer mit dem Schiff zu uns, sondern direkt von der Fensterbank! Die Grünen würden uns für so viel Nachhaltigkeit glatt feiern ...

So geht's: Ein Keimglas (oder zwei, so hat man immer was zu futtern, während im anderen fröhlich gekeimt wird) und die Samen besorgen. Diese gut waschen, ab ins Glas, Deckel drauf und jeden Tag zweimal mit klarem Wasser durchspülen. Nicht zu warm stellen, aber schön hell – und nach vier bis fünf Tagen ist die Minigesundheitsbombe fertig! Ab in den Salat, zum Gemüse, aufs Butterbrot. Bon appétit!

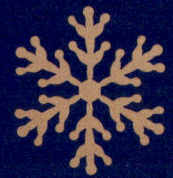

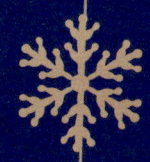
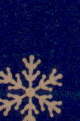
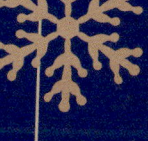

5

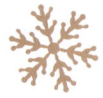

SORRY, KEIN PORRIDGE,
lieber Weihnachtsmann!

Was essen Sie denn so zum Frühstück? Nichts? Hoppala. Das müssen wir dringend ändern! Wenn Sie morgens keinen Hunger haben, zeigt das nämlich an, dass Ihre Nebennieren, die Motoren Ihres Körpers, schon ein bisschen angeschlagen sind. Und wenn wir dem seinen Lauf lassen, fallen Weihnachten und Silvester für Sie vor lauter Erschöpfung ins winterkalte Wasser. Also, los!

Morgens braucht der Körper etwas Salziges, denn die Nebennieren brauchen die Mineralien, die in unbehandeltem, unjodiertem Salz ohne Rieselhilfen (z. B. Steinsalz) stecken. Und wir brauchen Eiweiß! Studien belegen, dass wir bis zu 81 Prozent mehr über den Tag verteilt essen, wenn wir mit Porridge und Co., also etwas Süßem, starten. Und dann müssen wir ab dem 1. Januar wieder Brigitte-Diät machen, die eh nicht funktioniert.

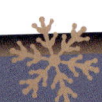

Lieber jetzt schon alles richtig machen. Gute Alternative zu den gekochten Haferflocken: Eier in jeglicher Form mit Gemüse, Avocado, ein (glutenfreies) Brot mit etwas Putenwurst zum Beispiel. Und Kaffee, wenn er denn unbedingt mit Koffein sein muss, erst eine Stunde nach dem Aufstehen und nach dem Frühstück trinken.

Warum? Cappuccino und Caffè Latte lassen unseren Cortisolspiegel (Cortisol produzieren auch die Nebennieren) sonst zu früh zu stark ansteigen. Das Stresshormon soll sanft ansteigen, gegen Mittag seinen Peak erreichen und dann zum Abend wieder abfallen. Gerät alles durcheinander, macht uns das zuerst zitterig und dann dick. Und dick darf nur der Weihnachtsmann sein. In diesem Sinn: Guten Hunger am Morgen!

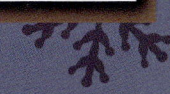

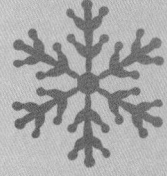

6

Zauberhaftes
WEIHNACHTSELIXIER

In der hektischen Vorweihnachtszeit und dem Chaos der Fest-Vorbereitungen werden aus uns Mädels schnell tanzende Furien. Doch halt! Inmitten des ganzen Trubels tritt ein heldenhafter Helfer auf den Plan: Schwarzkümmelöl, das zauberhafte Elixier aus Tausendundeiner Nacht bzw. aus Ägypten. Da wird das Öl seit 2000 Jahren benutzt. Und jetzt bei uns wissenschaftlich untersucht und für sehr gut befunden.

Für die gestresste Menschheit ist dieses Öl ein wahrer Alleskönner. Studien haben gezeigt, dass das dunkle Öl die Vorstufen von Serotonin erhöhen kann, was uns entspannter und glücklicher macht – schon vor der Bescherung.

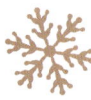

Mit einem Teelöffel davon, zweimal am Tag eingenommen, bleibt der Blutzuckerspiegel selbst bei einem Festmahl mit Plätzchen und Schokoweihnachtsmann im grünen Bereich. Schwarzkümmelöl (immer Bio kaufen und im Kühlschrank aufbewahren) bändigt Zuckerwahn und hält die Energie hoch, um auch den letzten Kranz zu schmücken.

Und: Schwarzkümmelöl ist der heimliche Held gegen (Weihnachts-)Allergie. Wenn die Nase kitzelt und die Augen tränen, vertreibt ein Teelöffel davon die lästigen Symptome. Es stärkt das Immunsystem, damit die Frau des Hauses durch die Schlacht der Weihnachtsvorbereitungen schreiten kann, ohne auch nur ein bisschen Schnupfen oder ein Kratzen im Hals zu fürchten. Zeit für Kranksein ist ja nun nicht.

Wer mit diesem Öl-Fläschchen bewaffnet ist, kann dem Weihnachtsstress trotzen und das Fest der Liebe genießen!

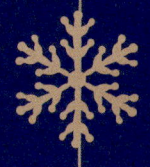

7

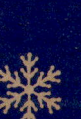

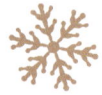

Wenn die Weihnachtsfeier mal wieder länger war —
GESICHTSMASSAGE

Morgens aufstehen und vor lauter Gesicht nicht aus den Augen gucken können? Puffy Eyes oder Puffy Face nennt man das heutzutage, und es gehört definitiv zu den Dingen, die man morgens so gar nicht gebrauchen kann.

Die gute Nachricht: Es gibt Abhilfe. Alles, was Sie brauchen, sind fünf Minuten und unsere Massage.

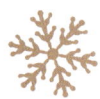
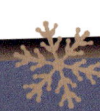

Und so geht es:

Wichtig ist, oberhalb des Schlüsselbeins richtig gut zu kneten, denn da sitzt der Lymphabfluss. Das ist der Knochen, den Sie aus der Opernszene in Pretty Woman kennen, weil er so schön freiliegt in dem roten Fetzen, in dem Vivian mit Edward nach San Francisco fliegt. Am besten streichen Sie die Stelle auf beiden Seiten gleichzeitig aus. Danach nehmen Sie sich die Stirn vor.

Wichtig: Immer von innen nach außen ausstreichen. Jetzt geht es in Etappen von der Stirn ausgehend immer eine Etage tiefer: Zunächst streichen Sie die Oberlider aus, dann die Wangen zu den Schläfen hin und zuletzt das Kinn in Richtung Ohren. Dort bleiben wir auch gleich und massieren mit zwei Fingern in einer »Twix«-Bewegung (ja, wir meinen das Zeichen für den Schokoriegel) vor und hinterm Ohr. Im Anschluss gehen wir noch einmal in Streichbewegungen beidseitig den Hals hinunter. Zum Abschluss wieder das Schlüsselbein ausstreichen. Fertig. Jetzt sollte alles wieder fließen!

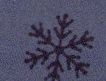

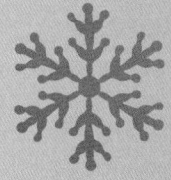

8
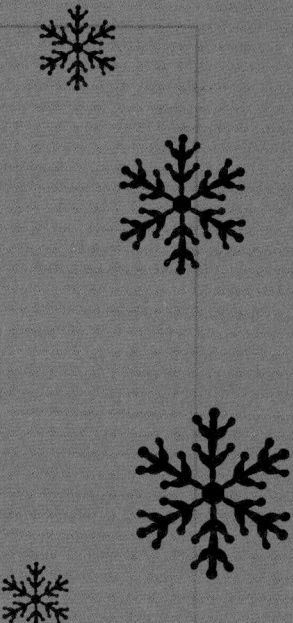

Weihnachtskekse, klar –
ABER OHNE ZUCKER!

Wir wollen Kekse. Ist ja klar. An Weihnachten kommt ja kaum jemand an Spekulatius, Butterkringeln oder Zimtsternen vorbei. Einziger Wermutstropfen: Zucker macht uns nicht schöner. Im Zweifel ruiniert er uns sogar nicht nur die Haut, sondern auch noch die Hormone und vertreibt die guten Bakterien aus unserem Darm. Mit der Tupperdose voller gesunder Nüsschen und Linsenwaffeln mögen Sie aber auch nicht durchs Winter Wonderland ziehen? Okay, dann ziehen wir halt etwas Neues aus der gesunden Trickkiste: Yacon-Sirup. Und der kann was: schmeckt karamellig, verbessert die Insulinresistenz, reguliert Blutfettwerte, heilt die Darmflora, weil probiotisch, beeinflusst *nicht* den Blutzuckerspiegel und fördert – kreisch! – die Gewichtsabnahme, weil der Stoffwechsel gesteigert wird. Wirkt außerdem Verstopfung entgegen und bringt Leber und Nieren zum Lächeln. Jetzt möchten Sie ihn gern pur trinken? Verständlich, aber hier ist noch ein Keksrezept:

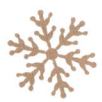

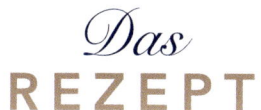 *Das* REZEPT

Rohe Yacon-Beeren-Macarons
Füllung:

60 g Beeren nach Wahl • 2 TL Kokosöl (kaltgepresst) • 3 TL weiße Chiasamen • 2 TL Yacon-Sirup

Teig:

100 g Mandeln • 100 g Haferflocken • 70 g Yacon-Sirup • 25 g Kokosöl • 10 ml Wasser • 1 Prise Salz

Sie wissen schon: Etwas Arbeit macht es immer, aber dafür wollen Sie nach dem Genuss nicht die Waage kaputthüpfen. Als Erstes die Beeren pürieren und mit den restlichen Zutaten der Füllung vermischen. Die Füllung erst mal stehen lassen und einen Punsch trinken. Okay, Spaß, lassen Sie das mit dem Punsch, Sie haben einfach eine halbe Stunde frei.

Dann Mandeln und Haferflocken fein mahlen und mit den restlichen Zutaten vermischen. Aus dem Teig rollen Sie dann mit viel Liebe eine gerade Anzahl an kleinen Kugeln, Mathefans glänzen mit ca. 2 cm Durchmesser. Dann drücken Sie die Kugeln flach, geben 1 TL der Beerenfüllung auf eine platte Kugel und setzen eine weitere flache Kugel obendrauf. Kein Backen, kein Schwitzen – das war's! Guten Appetit!

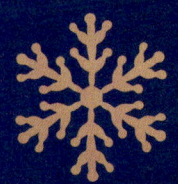

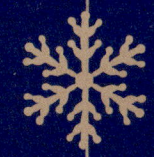

9

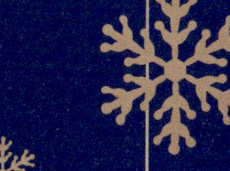

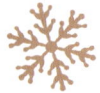

Kaffeeklatsch in kugelsicher — BULLETPROOF COFFEE

Sie wollen auch – oder gerade – in der Adventszeit auf Ihren Kaffee nicht verzichten? Verstehen wir. Dann trinken Sie ihn doch mal bulletproof, sprich kugelsicher. Ist ein ganz netter Beautyhack, um den Fettzellen ans Leder zu gehen. Keto-Fans schwören drauf und schwärmen von erhöhter Energie, verbesserter Konzentration, beschleunigter Fettverbrennung und langer Sättigung. Und dann können Sie gerne mal 45 Weihnachtskarten schreiben, das interessiert Sie dann gar nicht mehr!

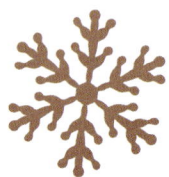

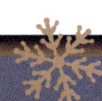

Alles, was Sie brauchen, ist Ihr Lieblingskaffee (natürlich bitte bio, wir bevorzugen koffeinfrei, damit die Hormone nicht aus der Reihe tanzen!), Ghee und MCT-Öl.

Der Trick: Die im Kokosöl enthaltenen Fette sind leicht verdaulich und tragen dazu bei, den Energieverbrauch deutlich zu erhöhen. Sprich: Es geht den Fettdepots an den Kragen. Yay! Und auch der Insulinspiegel bleibt durch das Ghee und das Kokosöl niedrig. Positiver Nebeneffekt: Snacken wollen Sie dann frühestens, wenn der Osterhase kommt!

Das REZEPT

Kaffee wie gewohnt zubereiten • 1 TL MCT-Öl • 1 TL Ghee • 0,5 TL Zimt zum Pimpen

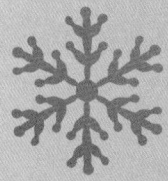

10

Advent, Advent, ein Lichtlein brennt –
KLAR IM KOPF

Sie verlieren plötzlich den Faden im Gespräch, laufen von einem Zimmer ins andere und wissen nicht mehr, was Sie holen wollten, oder haben nur Watte im Kopf? Der typische Mental Load in der Vorweihnachtszeit kann uns ganz schön zusetzen, aber unser Wischiwaschi im Kopf kann auch andere Ursachen haben.

Möglicherweise müssen Sie mal ein paar Toxine ausschwemmen. Sie wissen ja: Luftverschmutzung, Gifte aus Textilien, Atmen an der Kreuzung, es sammelt sich leider an. Und deshalb kann es nie verkehrt sein, ein paar so genannte Binder zu nehmen, die quasi einmal von innen feucht durchwischen.

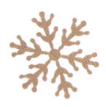

Wir lieben Zeobent bzw. Zeolith, was sich in etwa so anfühlt, als würden Sie Staubsaugerbeutel mit Wasser trinken. Dabei bindet das Ganze vor allem körpereigene Toxine wie Fuselalkohole, Gärungstoxine und Histamin. Dann gibt es noch Huminsäuren in Kapselform oder flüssig als Tropfen, die dabei helfen, Pestizide, Konservierungsstoffe, Glyphosat und E-Stoffe loszuwerden. Und Chitosan bindet Fluoride, Nitrate, Farbstoffe, Phenol, Phthalate, PBA und Schimmeltoxine.

Ganz wichtig: Nahrungsergänzungsmittel und Medikamente dürfen Sie trotzdem nehmen, aber bitte mit zwei Stunden Abstand. Klingt jetzt alles vielleicht etwas ulkig, aber wenn Sie es mal getestet haben, wissen Sie, was wir meinen. Den Gesprächsfaden verlieren Sie danach jedenfalls nicht mehr, und mit der Watte können Sie dann selbst gehäkelte Weihnachtsengel ausstopfen.

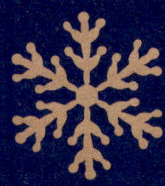

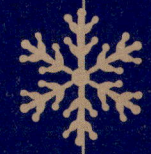
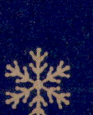
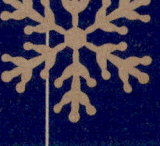

11

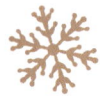

Relaxt durch den Weihnachtstrubel –
CBD-ÖL

Weihnachtskalender basteln, Nikolausstiefel füllen, Geschenke organisieren, eine Weihnachtsfeier jagt die nächste, Job und Haushalt gibt's ja auch noch … Wissen Sie noch, wo oben und unten ist? Glückwunsch!

Oder sind Gereiztheit und Nervosität Ihre ständigen Begleiter? Oder die Panik, nicht alles rechtzeitig zu schaffen? Kennen wir! Deshalb gilt ab sofort: Schluss damit!

Allen anderen empfehlen wir, ein paar Tropfen CBD-Öl auf die Zunge zu träufeln. Und nein, Sie sind dann weder high, unzurechnungsfähig oder süchtig, weil ganz andere Rezeptoren angesprochen werden als beim Rauchen eines Joints.

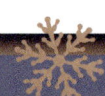

Insofern: Ruhe bewahren. Das ist ja ohnehin der Plan! Irgendwann müssen die To-do-Listen ja mal zu Ende geschrieben sein oder Sie lassen sie einfach mal etwas Puderzuckerstaub ansetzen. Fehlt nur noch die nötige Coolness.

Sie können dafür dank Hanföl einmal seufzen, tief durchatmen und Ihre Synapsen vor der Sprengung bewahren!

Der Grund: Cannabidiol ist beruhigend, entzündungshemmend, entkrampfend und angstlösend. Stress, Nervosität, Gereiztheit, schlechter Schlaf – all diese Baustellen kann die Hanfpflanze einrenken. Sogar unser Immunsystem soll es pushen. Und dann kann uns der volle Timetable mal gernhaben! Ha! Beziehungsweise: Hohoho!

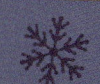
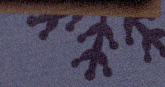

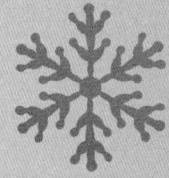

12

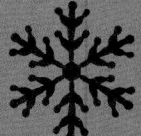
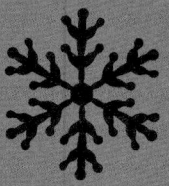

Advent, Advent, der Heißhunger brennt! –
WASSERKEFIR

Sie denken nur noch in Plätzchen und sehen nur noch Schokoladenweihnachtsmänner? Verständlich! Aber den Zuckerkonsum runterzuschrauben, ist nicht nur besser für Haut und Hüfte, sondern auch für die Nerven.

Eine tolle Alternative ist ein Wasserkefir, der wie Limonade schmeckt, aber gleichzeitig gesund ist. Außerdem hilft er bei Ausschlägen und Darmproblemen, unterstützt die Leber und die Galle, um nur einige Baustellen zu nennen. Die Liste der Vorteile könnten wir bis Weihnachten weiterführen, aber so viel Platz haben wir hier ja nicht.

Vorsichtig sollten Sie sein, wenn Sie Probleme mit Histamin haben.

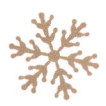

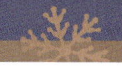

Alles, was Sie brauchen, sind:

30 g Kefirkristalle (kann man im Internet bestellen) • **60 g Zucker (am besten Rohrohrzucker)** •
2 getrocknete Feigen • **2 Scheiben Zitrone**

Alle Zutaten (bitte bio) ab in ein Einmachglas, mit kaltem (gefiltertem) Wasser auffüllen und gut umrühren. Bitte auf absolute Sauberkeit achten! Die Fermentierungszeit beträgt maximal drei Tage, in denen der Pilz quasi den Zucker vertilgt und Kohlensäure entsteht. Dann dürfen sie das Ergebnis durch ein Plastiksieb gießen und trinken.

Übrigens: Die Kristalle vermehren sich. Verschenken Sie einfach die Hälfte, wenn Sie sie nach drei Tagen waschen und alles erneut mit frischen Zutaten ansetzen.

Und unter uns: Gibt es ein besseres Geschenk als Gesundheit und Wohlbefinden? Eben!

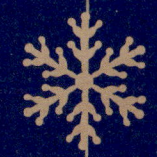
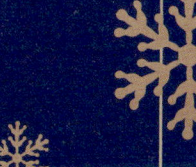

13

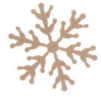

NUN SCHWINGET
und seid froh!

Vorsicht, jetzt wird's ein bisschen esoterisch! Aber auch schön schwingend. Und entspannend. Unser Thema: Frequenzmusik. Bitte weiterlesen, denn die vibrierenden Töne aus Ihrem Handy (YouTube, Spotify, Amazon Music usw.) können Sie praktisch durch den Adventswahnsinn tragen.

Dass bestimmte Melodien unseren Geist erweitern und uns in Trance versetzen können, haben Klosterbewohner vor ein paar Hundert Jahren schon gewusst. Gregorianische Mönche namens »Chant« kamen damit sogar in die Charts. In Ostindien singt man auch so. Jingle Bells in Dauerschleife und zum Relaxen sozusagen.

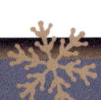

Jetzt kommt ein bisschen Theorie: Die Frequenz gibt an, wie viele Wiederholungen einer Schwingung pro Minute stattfinden. Bei 432 Hertz (Hz) sind das 432 Schwingungen pro 60 Sekunden. Und genau diese Schwingungen können was in uns auslösen! Und zwar etwas sehr Gutes: emotionale Blockaden lösen und ein tiefes Gefühl von innerem Frieden, Entspannung und Glück hervorrufen. Das ist übrigens wissenschaftlich bewiesen.

Natürlich gibt es noch viele andere schöne Vibes: 639 Hz verbessern die Beziehung zu anderen – nicht so schlecht für das Weihnachtsessen mit der geliebten Verwandtschaft. Und 528 Hz helfen uns beim Einschlafen. Juhu! Baldrian ade!

Um beim Fest der Liebe zu bleiben: Nun schwinget und seid froh!

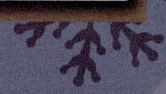

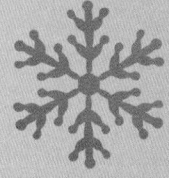

14

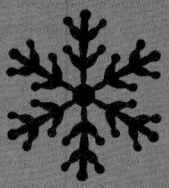

PARASITEN
lieben Ihr Adventsgebäck

Parasiten. Igitt! Sowas hab' ich doch nicht, denken Sie jetzt. (Haben wir auch immer gedacht!) Und was hat das mit Weihnachten zu tun? Ganz einfach: Parasiten gibt es überall frei Haus und nicht nur in den Tropen. Ihr Hund, das letzte Sushi, das letzte spätsommerliche Bad im See oder die falsche Türklinke können uns schon mal einen (oder sehr viele) Untermieter bescheren. Und die füttern wir in der Vorweihnachtszeit ganz besonders mit Lebkuchen, Spekulatius und Punsch, weil sie Zucker einfach lieben. Die Folge: Wir sind schnell gereizt, wollen Süßes nonstop, nehmen zu und sehen fleckiger aus als unser eigener Kamin. Das Schöne ist: Wenn Sie jetzt eine kleine Parasitenkur einlegen, werden Sie viel entspannter in die Weihnachtszeit starten.

Das REZEPT

*100 g Bio-Möhren • 80 g Kürbiskerne •
10 g Kokosfett*

Schmeißen Sie alles in den Mixer und stellen Sie die
Paste gut verschlossen in den Kühlschrank. Und –
wirklich wahr – sie schmeckt lecker.

Genießen Sie täglich einen Esslöffel. Wer's noch besser machen will, trinkt noch griechischen Bergtee
dazu.

Enjoy!

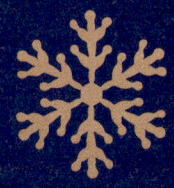

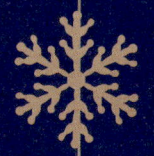
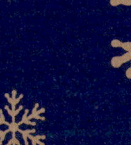
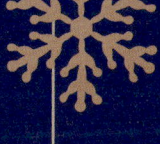

15

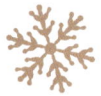

Cool wie Santa – AUCH OHNE SONNENBRILLE

Kaum kommt die Sonne raus, setzen alle die Sonnenbrille auf. Schon mal beobachtet? Ich habe all meine Sonnenbrillen entsorgt. »Warum? Ist doch so stylish«, werden Sie jetzt fragen. Und womöglich können Sie ohne schon gar nicht mehr Auto fahren, wenn es mal – auch im Winter – ein bisschen heller ist. Und da haben wir den Kladderadatsch!

Unsere Augen sind nämlich nicht nur zum Gucken da, sondern auch ein wichtiger Informationsgeber für unseren Körper.

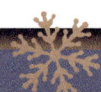

1. Fallen Lichtstrahlen auf die Rezeptoren im unteren Bereich des Auges, weiß unser Nervensystem: Zeit zum Aufstehen, Fitsein, Loslegen! Die Nebennieren schütten Cortisol aus, damit wir Antrieb, Power und Lust haben, etwas zu tun. Laufen wir beim kleinsten Sonnenstrahl mit Verdunklungsgläsern rum – und das in einer Jahreszeit, in der es eh schon dunkel ist –, werden wir träge und antriebslos.

2. Das Blut, das durch unsere Augen gepumpt wird, wird durch die Kraft der Sonne desinfiziert. Kein Spaß!

Also: Setzen Sie die Brille so oft wie möglich ab. In den Augen sind auch die Rezeptoren, die Ihrer Haut sagen: Natürlicher Sonnenschutz an! Haben Sie Ihre Shades permanent auf der Nase, kriegen Sie schneller einen Sonnenbrand. Krebsrot, Sie wissen schon! Steht dem Weihnachtsmann super, brauchen wir aber gar nicht!

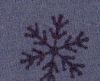

16

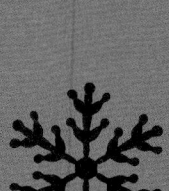

DOPING
für Weihnachtsengel

Wir können uns mit netten Menschen umgeben, schöne Musik hören, die Wohnung weihnachtlich dekorieren, gesund essen – und trotzdem schlechte Laune haben. Passt zur Vorweihnachtszeit gar nicht. Das wird einem auch die »Lieblings«-Tante ungefragt unter die Nase reiben.

Aber woran kann das liegen? Alles ist so besinnlich und feierlich – und trotzdem läuft einem die Laus über die Leber. Vielleicht liegt es wirklich am besagten Parasiten und unserem Entgiftungsorgan. Dann brauchen Sie unsere Leberwickel (Türchen 1). Oder es fehlt etwas! Wenn man einen Mikronährstoffmangel hat, kann die Christmas-Laune schnell mal bergab fahren.

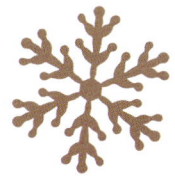

Mikronährstoffe? Jepp! Vitamine, Mineralien, Spurenelemente! Für bessere Stimmung gibt's Vitamin D3! Haben wir immer zu wenig. Weil in unseren Breitengraden die Sonne zu wenig scheint und wir zu wenig nackt rausgehen. Deshalb ab mit den Tröpfchen in Ihren Mund. Bevorzugt morgens, mindestens 4.000 IE täglich, immer mit K2 (und Magnesium). Sonst kann der Körper das Vitamin nicht verwerten.

Stichwort Magnesium! Auch das fehlt den meisten. Der Weihnachtsstress frisst uns das Mineral einfach weg. Deshalb mindestens 300 mg davon supplementieren. Mehr auf einmal können wir nicht aufnehmen. Und das eher abends, weil Magnesium entspannt. Ab jetzt sind die Nächte ruhiger und die Tage fröhlicher. Da könnte das Christkind glatt heute schon kommen!

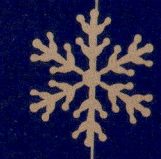

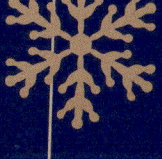

17

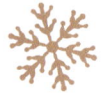

Loslassen, Santa! LOSLASSEN!

Wenn nur nicht so viel auf den Weihnachts-To-do-Zetteln stehen würde! Im besinnlichen Advent scheinen die Vorbereitungen kein Ende zu nehmen. Dazu die vielen Einladungen. Plätzchen backen, Karten schreiben – und immer lächeln! Das geht jedem auf den Parasympathikus, den entspannten Teil unseres Nervensystems. Der ist bei den meisten arbeitslos, weil der Sympathikus (der angespannte Part) in Dauerschleife rackert.

Was hilft jetzt schnell? Alkohol – nope! Einschließen – geht auch nicht! Deshalb: Ab auf die Yogamatte! Das geht auch mit spielenden Kindern drum herum und einem nicht fertig geschmückten Weihnachtsbaum.

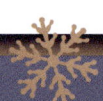

Somatische Bewegungen sind das Stichwort: Dehnübungen, die lange gehalten werden und so das Nervensystem beruhigen. Und dazu wird bewusst geatmet.

Ein einfaches Beispiel: die Kindshaltung. Im Fersensitz den Oberkörper nach vorne beugen und auf der Matte ablegen. Die Arme sind locker gestreckt, die Stirn berührt die Matte. Jetzt bewusst ein- und ausatmen, möglichst langsam und tief. Wenn's in der Hüfte zwickt, behutsam wieder rauskommen. Oder einfach mal ausgestreckt auf den Rücken legen – und loslassen. Der eine oder die andere fangen dann an zu weinen. Auch gut! Da muss wohl was raus – und vor Weihnachten ist das besser als am Heiligen Abend!

Bei solchen Übungen verbinden wir Körper und Seele. Stress? Puh! Gar kein Problem mehr. Also, solange wir die Übungen machen, natürlich!

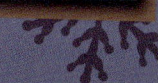

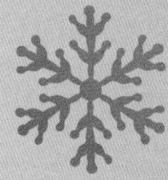

18

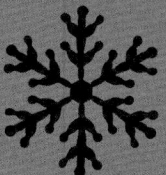

CISTUSTEE
statt Adventskaffee

Einladung zum Adventskaffee? Klingt sofort flauschig und duftet im Kopf nach Lebkuchen, Spekulatius und Kaffee. Gemütlichkeit hat ja schließlich Hochkonjunktur! Einziger Haken: Sie gehen vermutlich übersäuert nach Hause und schicken im Zweifel Ihre Hormone langfristig auf Karussellfahrt. Denn Kaffee, Kekse und Kuchen tun leider mal gar nichts Positives für uns.

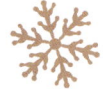

Unser Vorschlag: Machen Sie's mal anders. Trinken Sie einen Cistustee. Der kann nämlich was: unseren oxidativen Stress und Falten verringern, unsere Magen- und Mundschleimhaut schützen, Bakterien und Pilze bekämpfen, entgiften und unser Immunsystem stärken. Ist also ein Superfood, quasi der Brokkoli unter den Tees, weshalb er auch gerne präventiv getrunken wird.

Wichtig: Unbedingt auf Bio-Qualität achten! Sie können sogar zwei Aufgüsse von einem Tee machen, der zweite ist dann nur etwas schwächer. Und wenn Sie Ihrer Freundin auch so einen Antioxidantien-Cocktail anbieten, haben Sie beide etwas davon. Das ist ja mal Nächstenliebe pur.

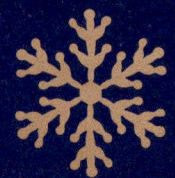

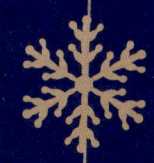
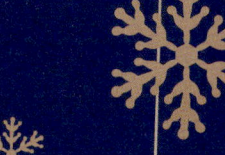

19

ABENDROUTINE –
nicht nur für die 24 Abende vor Weihnachten

Schlaf ist alles. Den Satz können Sie sich so übers Bett hängen. Aber leider kommt der gerade im Advent oft zu kurz, wenn wir von einer Weihnachtsfeier zur anderen tingeln. Doch wenn wir schlafen, regenerieren wir, und darauf können wir schlecht verzichten. Unsere Zellen reparieren sich selbst, die Herzfrequenz und der Blutdruck sinken und wir fahren einmal richtig herunter. Gleichzeitig erneuern Wachstumshormone unsere Organe, Knochen und Muskulatur und im Gehirn wird quasi einmal feucht durchgewischt.

Deshalb optimieren auch so viele Bio-Hacker unermüdlich die Zeit auf der Matratze. Sie müssen sich ja auch nicht gleich den Mund zutapen wie Superfußballer Erling Haaland, aber ein paar Dinge richtig machen ist ja nie verkehrt.

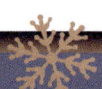

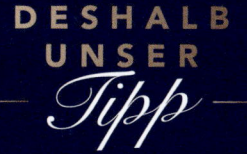
Und Sie wissen ja jetzt: Schlaf ist alles!

Damit Ihr Körper kapiert, dass jetzt das Reparaturprogramm dran ist, sollte er das Schlafhormon Melatonin bilden. Und das tut er nur, wenn es dunkel ist. Sprich: Blaulicht in jeglicher Form von Handy, Laptop oder Fernseher ist keine gute Idee.

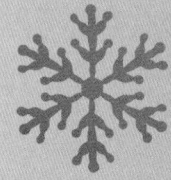

20

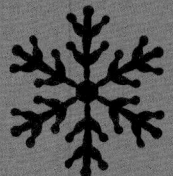

VITALPILZE –
und der Stress macht Weihnachtsferien

Gegen jedes Wehwehchen ist ein Pilz gewachsen. Wussten Sie das? Sogar gegen Vorweihnachtsstress! Vitalpilze sind echte Alleskönner. Und, nein, wir meinen nicht die kleinen Dinger, die sie im Supermarkt kaufen und in den Salat bröseln oder in der Pfanne anbraten.

Vitalpilze kennt man von den Chinesen, die machen ja eh gesundheitlich ganz viel richtig. Und das Tolle ist: Sie können sie nicht versehentlich überdosieren, es gibt keine Nebenwirkungen, denn alles, was der Vitalpilz tut, ist, alles wieder in Balance zu bringen. Gibt es in Kapseln, als Flüssigextrakt, Golden Milks oder Coffees (ohne böses Koffein).

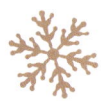

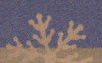

UNSER
Tipp

Die ultimative Stress-bremse: der Vitalpilz Cordyceps.

Er reduziert das Hamsterrad-Lebensgefühl sofort merklich, balanciert noch die Hormone aus, wirkt antidepressiv, da er die Stimmung aufhellt, und verhindert Schlaflosigkeit.

Es kann sogar sein, dass er etwas Lust auf Sex macht. Aber dann wird es eben ein heißes Weihnachten! ;)

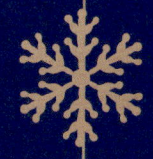

21

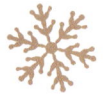

DAS CHRISTKIND KOMMT –
und deine Wünsche werden wahr

Haben Sie schon mal darauf geachtet, wie Sie mit sich reden? Wir meinen das total ernst! »Mist, jetzt habe ich wieder die Orangen vergessen!« »Bin ich doof, so was Dummes zum Lehrer meiner Kinder zu sagen!« Oder: »Warum kann ich mir Trottel einfach nicht merken, dass Onkel Herbert am 23. Dezember Geburtstag hat?«

Wir denken permanent und eben nicht nur – oder kaum – positiv! Das passiert meist ganz unbewusst. 60 000 bis 80 000 Gedanken haben wir pro Tag. 24 Prozent davon negativ und nur in 3 Prozent der Fälle denken wir etwas Nettes. Das kann man nicht von heute auf morgen ändern. Aber man kann sich dessen bewusst werden, und wenn das Hirn uns mal wieder fertigmacht, kurz innehalten und gezielt etwas dagegensetzen.

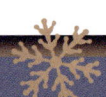

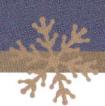

Mit schönen Affirmationen zum Beispiel, die man still oder auch laut immer und immer wiederholt: »Danke für mein wunderschönes Leben, dass ich gesunde Kinder und die Liebe meines Lebens an meiner Seite habe.« »Danke, dass ich die Kontrolle über mein Leben habe und die besten Entscheidungen für mich und meine Familie treffe.«

Sie können sich auch für ein Haus oder eine Traumreise bedanken, die noch in weiter Ferne scheint. Wenn Ihnen der Wunsch immer realistischer vorkommt und Sie damit emotional etwas Positives verbinden, steigt die Chance, dass er wahr wird. Kein Weihnachtszauber, sondern Millionen Mal erprobt. Von den erfolgreichsten und wohlhabendsten Menschen dieser Erde. Sie müssen nur dran glauben. So wie Kinder, deren Weihnachtswünsche sich ja auch meist erfüllen.

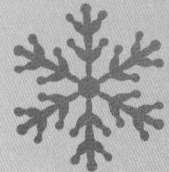

22

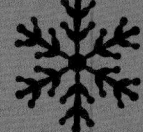
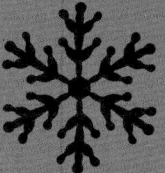

FREEZE LIKE ICE,
Santa Baby!

Alle steigen zurzeit in die eiskalte Regentonne. Und das auch noch morgens! Der Niederländer Wim Hof hat's vorgemacht und spricht in seinen Insta-Videos von längerem Leben, besserer Laune, weniger Erkältungen und mehr Resilienz gegen Stress durch die Fröstelbaderei. Ohne mich! Bei uns gab es vor Kurzem drei Tage lang kein warmes Wasser! Das jetzt jeden Tag freiwillig? Auf gar keinen Fall!

Womit ich allerdings einverstanden bin: ein kaltes Gesichtsbad. Die schöne Bella Hadid (Schwester von Topmodel Gigi Hadid) hat's erfunden – oder besser gesagt gepostet.

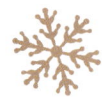

Und so geht's: Kaltes Wasser in eine große Schüssel. Alle Eiswürfel, die Sie in der Kühltruhe finden, dazu. Und rein mit dem hübschen Näschen bis zum Haaransatz. 20 bis 30 Sekunden lang und das dann drei- bis fünfmal. Kostet auch Überwindung und ein paar vorsichtige Anläufe. Aber dann!

Die Haut prickelt herrlich und man hat einen unschlagbaren Baby-Glow: Rosa Bäckchen, pralle, gesunde Haut.

Dazu verschwinden verquollene Augen und die Päckchen darunter wie von Zauberhand.

Das Beste aber: Wir stimulieren durch das Mini-Eisbad auch unseren Vagusnerv – der größte Part unseres Parasympathikus – und der ist für körperliche Entspannung und geistige Klarheit verantwortlich. Toll! Zwei Fliegen mit einer Klappe: schön und total relaxed. Jetzt kann der Weihnachtsmann kommen!

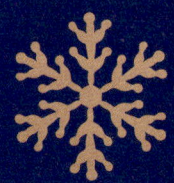

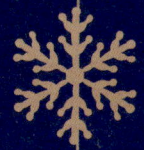
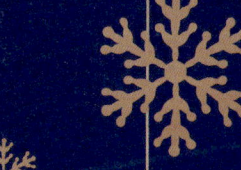

23

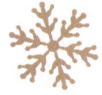

Gib Santa SAURES!

Morgens lauwarmes Wasser mit dem Saft einer halben Zitrone trinken – da denken Sie jetzt: »Das kenne ich doch schon!« Lesen Sie bitte trotzdem weiter! Denn wir haben einen neuen Twist für Sie.

Anstatt der Zitrone nehmen wir Bio-Limetten. Mein ganzheitlicher, ein bisschen verrückter Zahnarzt hat mir das empfohlen. Warum? Die Zitrone hat zwar ein biss-chen mehr Vitamin C als die Limette, aber beide haben ähnlich viel Kalium (wichtig für Herzschlag und Ent-wässerung), Calcium und Phosphor, allerdings ist die grüne Verwandte fast doppelt so saftig und wesentlich aromatischer. Die Zitrone schmeckt sauer, die Limette ein bisschen bitter, ein bisschen sauer – ein bisschen Li-mette eben!

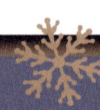

Und um diese aromatischen Limettenanteile geht's: Die können uns bei der Entgiftung helfen, bei der Entspannung und sogar die Laune sowie unsere Konzentration verbessern. Und das alles zusätzlich zu den eh schon tollen Benefits des lauwarmen Morgen-Beauty-Getränks: Das enthaltene Pektin stabilisiert den Blutzuckerspiegel. Enzyme aktivieren die Leberentgiftung. Verdauung und Entwässerung werden angeregt (wie beim Kaffee, nur ohne die Nebenwirkungen). Und das Vitamin C unterstützt unser Immunsystem (vor Weihnachten noch krank werden geht gar nicht!) sowie die Elastizität der Haut. Großartige Aussichten!

Nur eines müssen Sie noch beachten: Das Wasser darf nicht wärmer als 40 Grad sein! Sonst bleibt vom Vitamin C nichts mehr übrig und das wäre ja wirklich schade.

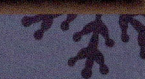

24

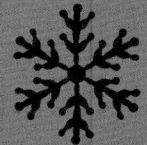
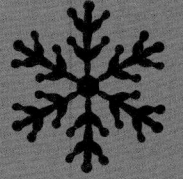

Kling, Glöckchen, klingeling –
DIE ENTSPANNUNGSÜBUNG FÜR ZWISCHENDURCH

Die Verwandtschaft lädt sich schnell noch mal selbst ein, ein Adventsbasar braucht noch Waffeln, die Kollegen wollen Julklapp spielen und Sie möchten gerne kurz zusammenklappen? Verstehen wir – aber dann am besten mit System!

Wäre es nicht sensationell, wenn Sie mit einer einzigen Übung Ihren Schlaf verbessern, die Verdauung anschubsen und Stress vermindern könnten? Hier kommt die gute Nachricht: Wir kennen sie!

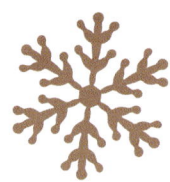

Und so geht's: Hocken Sie sich hin, die Zehenspitzen gerne etwas aufgefächert, und schaukeln Sie wie ein Schaukelstuhl auf den Fußballen. Das Gesicht stützen Sie dabei einfach in die Hände, als wären Sie ein Teenager im Matheunterricht.

Jetzt kommt die einzige schlechte Nachricht: Sie müssen ein bisschen diszipliniert sein und es öfters machen. Sechsmal am Tag wäre ideal, vier- bis sechsmal wiederholen. Ja, das klingt nach etwas Arbeit, aber wir wollen ja auch drei Baustellen beheben.

In China ist das übrigens eine sehr beliebte Übung – die Chinesen wissen schon warum. Und wir garantieren: Sie lachen mindestens beim Üben oder lesen dieses Textes, oder? Sehen Sie, erste Stressminderung schon passiert!

Die Autorinnen

Vanessa Blumhagen, geboren 1977, war Redakteurin bei der *Hamburger Morgenpost, Frau im Spiegel, BILD Hamburg*. Daraufhin folgten Moderationsstationen beim WDR, RTL und dem *SAT.1 Frühstücksfernsehen*. Außerdem moderiert sie große Veranstaltungen und Filmpremieren wie »Bridget Jones« und »Willkommen bei den Hartmanns«. Mit Anfang 30 wurde bei ihr die Autoimmunerkrankung Hashimoto Thyreoiditis diagnostiziert. Über den Weg zurück zu einem normalen Leben schrieb sie die *SPIEGEL*-Bestseller *Jeden Tag wurde ich dicker und müder* und *Die Hashimoto-Diät*. Sie ist Gründerin von »Hashimoto Deutschland« und lebt mit ihrem Mann und ihrer Französischen Bulldogge Enna in Hamburg.

Anna Funck, TV-Moderatorin, Produzentin und Autorin, wurde 1980 in Lübeck geboren und stand viele Jahre vor der Kamera. Bei RTL wurde Anna Funck zur TV-Moderatorin und Redakteurin ausgebildet, bis die Öffentlich-Rechtlichen auf sie aufmerksam wurden und der MDR sie unter Vertrag nahm. Dort moderierte sie u. a. den *Sachsenspiegel* und die ARD-Serie *Wir sind überall*.

Mit dem Tod ihrer Mutter begann die Journalistin zu schreiben. Ihr Ernährungsratgeber *Egal, ich ess das jetzt* wurde *SPIEGEL*-Bestseller, ihr Sachbuch *Erleuchtung to go* schaffte es auf Platz 3 der Bestsellerliste von *BILD*/Amazon. Sie lebt mit ihrem Mann und ihren drei Töchtern an der Ostsee.

NOCH MEHR GESUNDHEITS-WISSEN UND -TIPPS
für die Zeit nach dem Advent

Morgens schon dicke Augen, nach jedem Essen ein Blähbauch, keine Nacht mehr richtig durchgeschlafen und die Nerven zum Zerreißen gespannt: Viele Frauen sind weit entfernt von ihrem besten Selbst. Die *SPIEGEL*-Bestsellerautorinnen Anna Funck und Vanessa Blumhagen haben genau das durchgemacht. Die Journalistinnen haben auf der Suche nach Lösungen spannende Ärzte, Heilpraktiker und Gesundheitsexperten interviewt und das gesammelte Wissen zusammengetragen. Es ist gar nicht so schwer, wieder zu sich und seiner Natur zurückzufinden, sich großartig zu fühlen und dabei toll auszusehen. Jede Frau kann das.

In diesem unterhaltsamen wie fundierten Buch zeigen die Autorinnen, dass wir uns nicht mit den Problemen abfinden müssen. Und das Beste: Die Umsetzung ist einfach. Denn allein die richtige Reihenfolge beim Essen schützt vor Übergewicht und Erschöpfung, Vitalpilze ohne Nebenwirkungen bringen uns wieder in Balance und ein fitter Darm sorgt für mehr Gelassenheit im Alltag.

Vanessa Blumhagen, Anna Funck

Gesund, stark, schön:

So geht Frauengesundheit heute

Nie wieder Gewichtsprobleme, Verdauungsstörungen,

dicke Augen & Co.

288 Seiten

17,00 € (D) | 17,50 € (A)

978-3-7474-0555-0

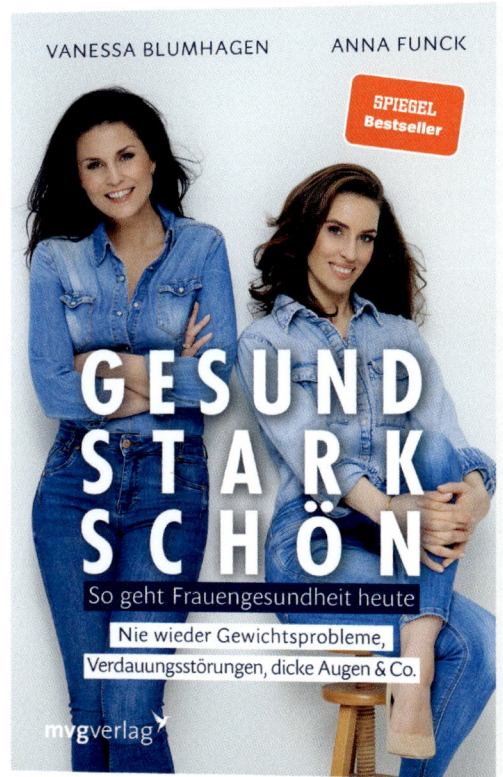

Bibliografische Information der Deutschen Nationalbibliothek
Die Deutsche Nationalbibliothek verzeichnet diese Publikation in der Deutschen Nationalbibliografie.
Detaillierte bibliografische Daten sind im Internet über https://dnb.de abrufbar.

Für Fragen und Anregungen
info@m-vg.de

Wichtiger Hinweis
Dieses Buch ist für Lernzwecke gedacht. Es stellt keinen Ersatz für eine individuelle medizinische Beratung und Ernährungsberatung dar und sollte auch nicht als solcher benutzt werden. Wenn Sie medizinischen Rat einholen wollen, konsultieren Sie bitte einen qualifizierten Arzt. Der Verlag und die Autorinnen haften für keine nachteiligen Auswirkungen, die in einem direkten oder indirekten Zusammenhang mit den Informationen stehen, die in diesem Buch enthalten sind.

Originalausgabe
1. Auflage 2024
© 2024 by mvg Verlag, ein Imprint der Münchner Verlagsgruppe GmbH
Türkenstraße 89
80799 München
Tel.: 089 651285-0

Redaktion: Dr. Sandra Krebs
Umschlaggestaltung und Layout: Maria Verdorfer
Abbildungen Umschlag und Innenteil: Adobe Stock/TWINS DESIGN STUI
Autorenfoto: Michael de Boer
Satz: inpunkt[w]o, Wilnsdorf (www.inpunktwo.de)
Druck: Livonia Print, Riga
Printed in Latvia

ISBN Print 978-3-7474-0636-6

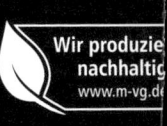

Wir produzie
nachhaltig
www.m-vg.d

Weitere Informationen zum Verlag finden Sie unter

www.mvg-verlag.de

Beachten Sie auch unsere weiteren Verlage unter www.m-vg.de

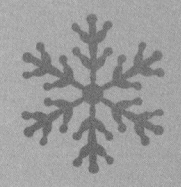

Deutsche Bibliothek verzeichnet diese Publikation in der Deutschen Nationalbibliografie; detaillierte bibliografische Date
im Internet über http://dnb.de abrufbar.

midt, Kim:
Local Heroes: Urlaubsland Waterkant, Dollerup: Flying Kiwi Verl. 2020
N 978-3-940989-43-7

Local Heroes erscheinen regelmäßig u.a. in allen Zeitungsausgaben des SH:Z und im Bauernblatt Schleswig-Holstein

g Kiwi Media GmbH
ulstr. 5
89 Dollerup
(0 46 36) 97 68 299, Fax: (0 46 36) 97 68 298
il: info@flying-kiwi.de

e Auflage 2020

k: Druckhaus Leupelt, Handewitt
nteil gedruckt auf Recyclingpapier

chen Sie uns auch im Internet unter
flying-kiwi.de
flying-kiwi-shop.de
kim-cartoon.com
comiczeichenkurs.de
guellerup.de
facebook.com/kimschmidtcomiczeichner

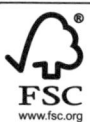

MIX
Papier aus verantwor
tungsvollen Quellen
FSC® C117819
www.fsc.org

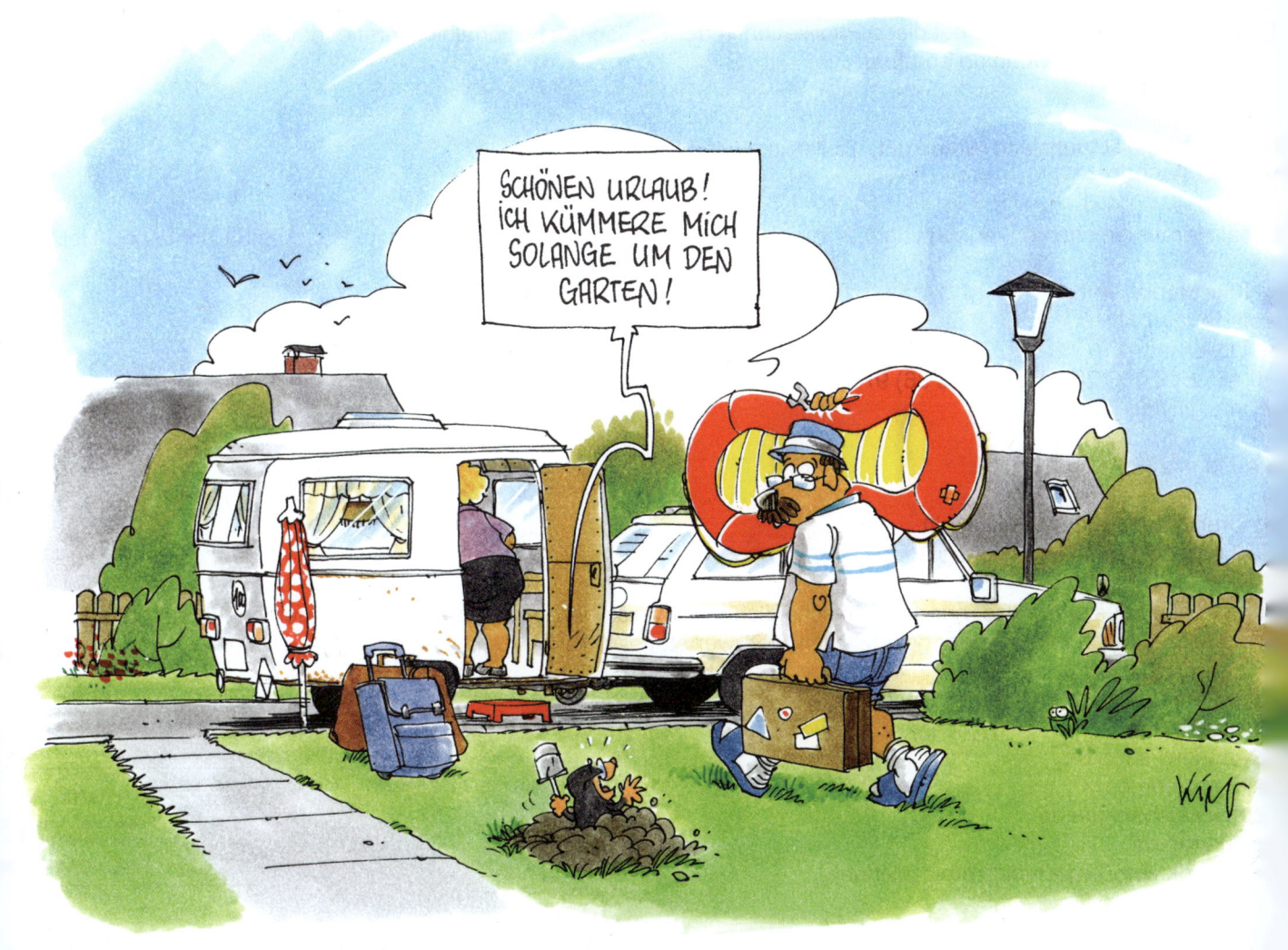

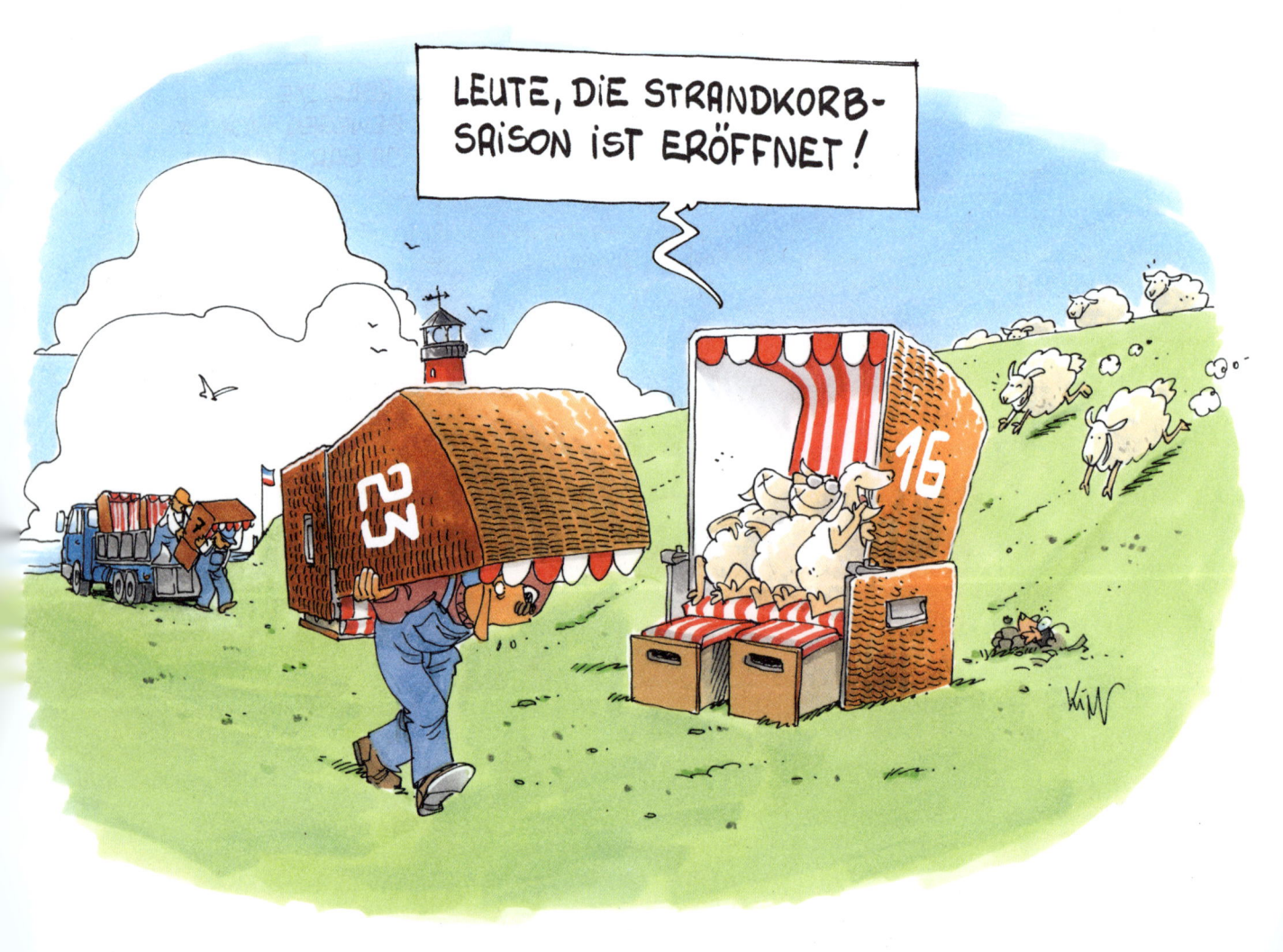

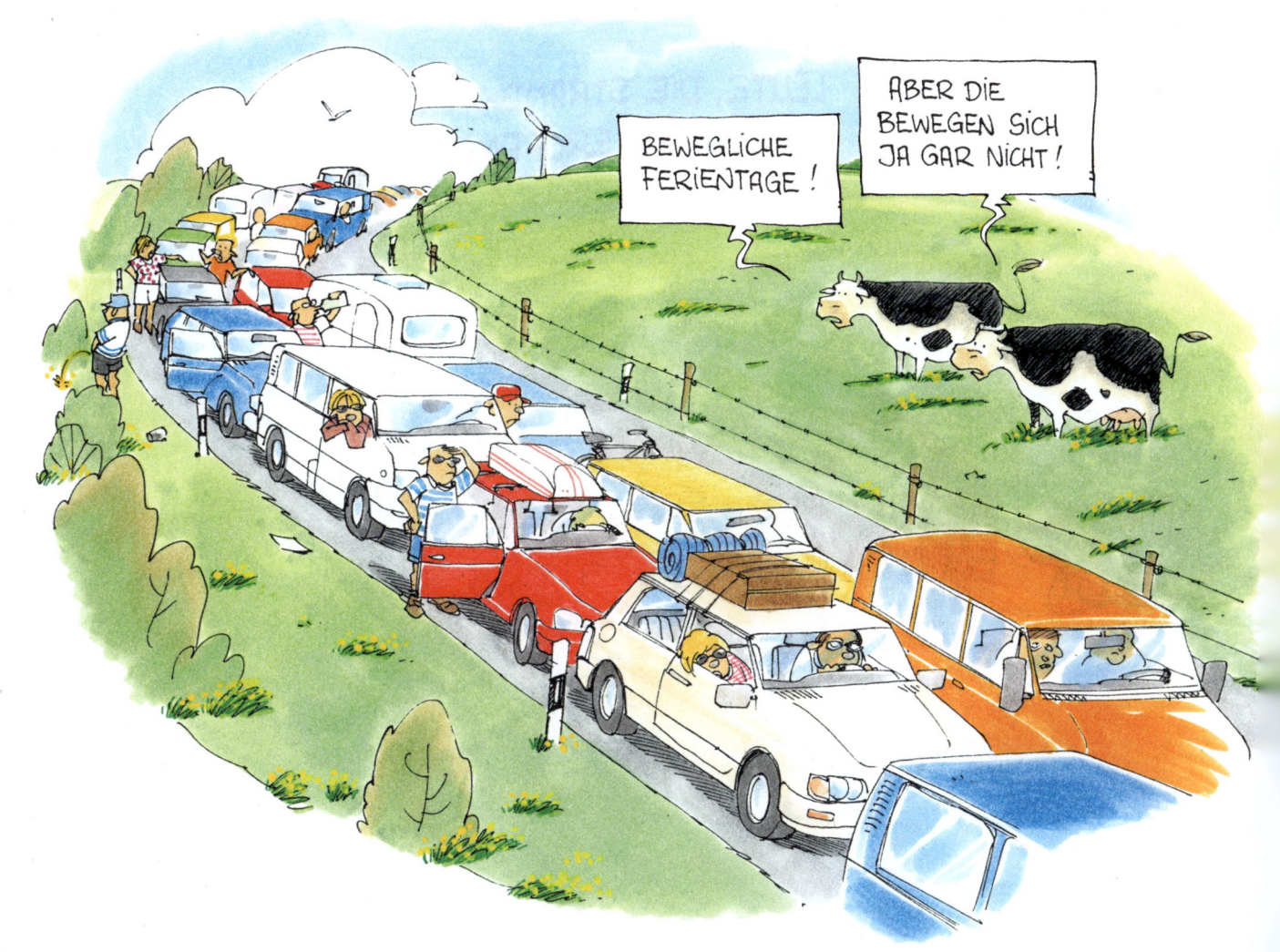

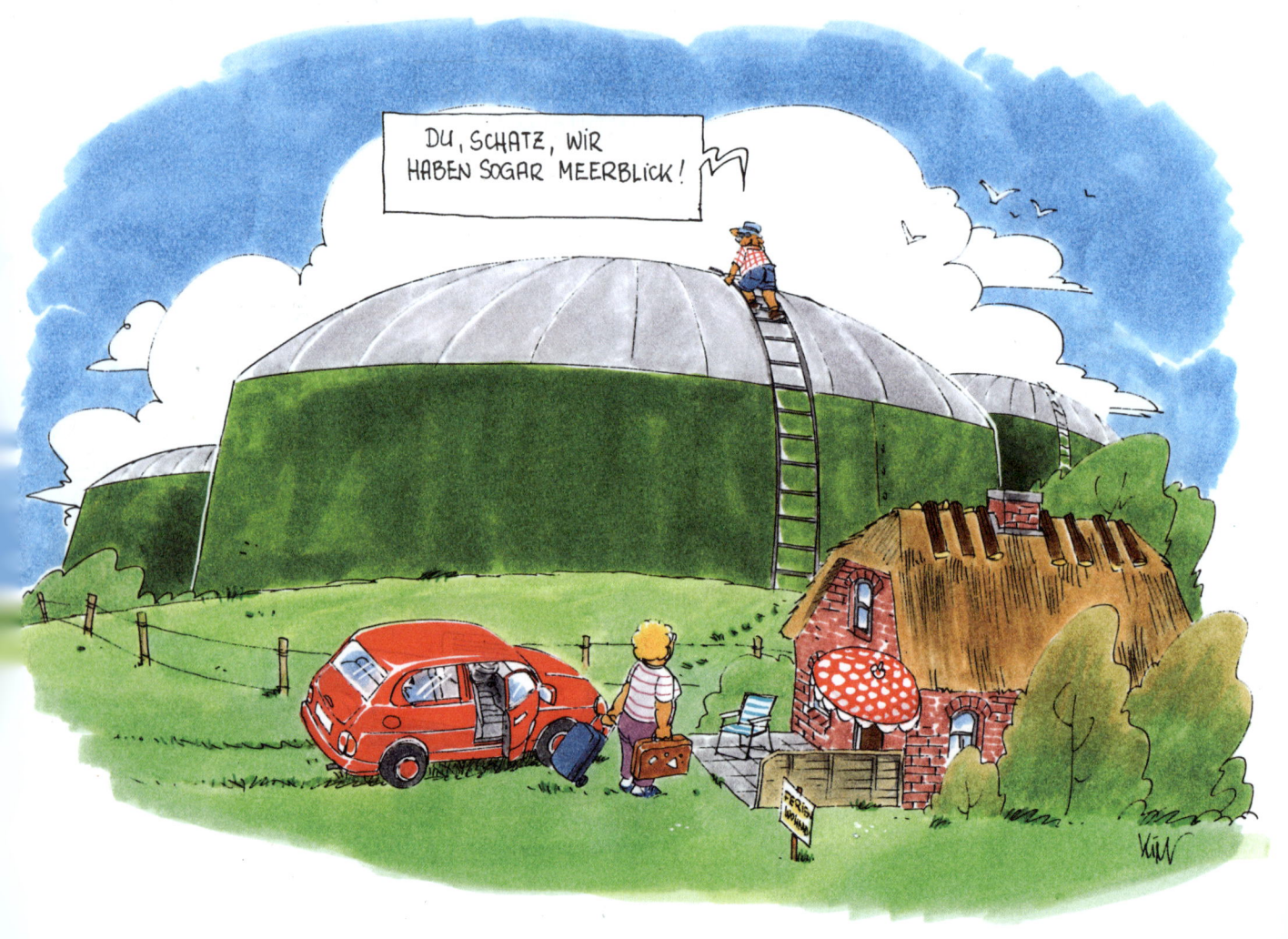

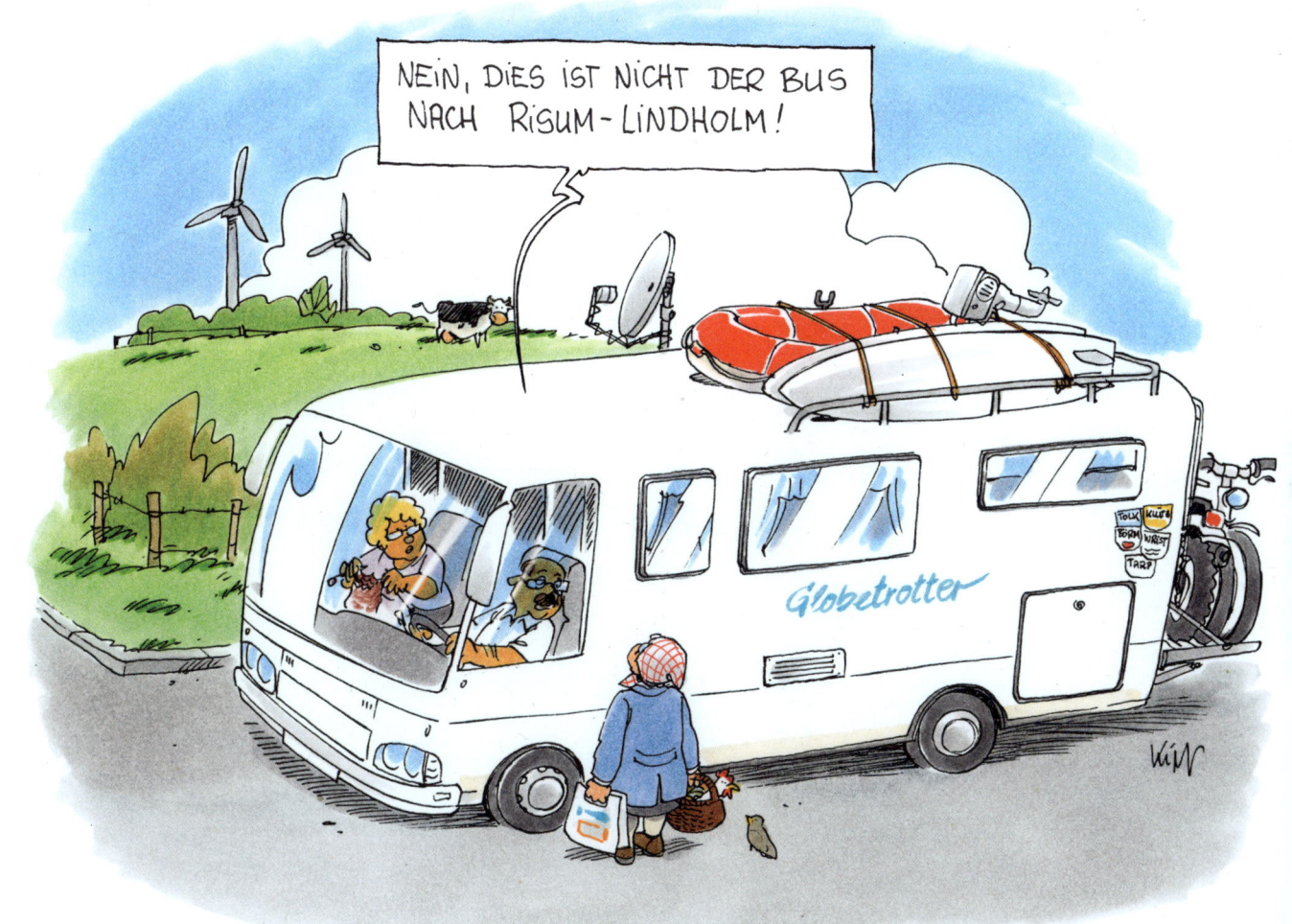

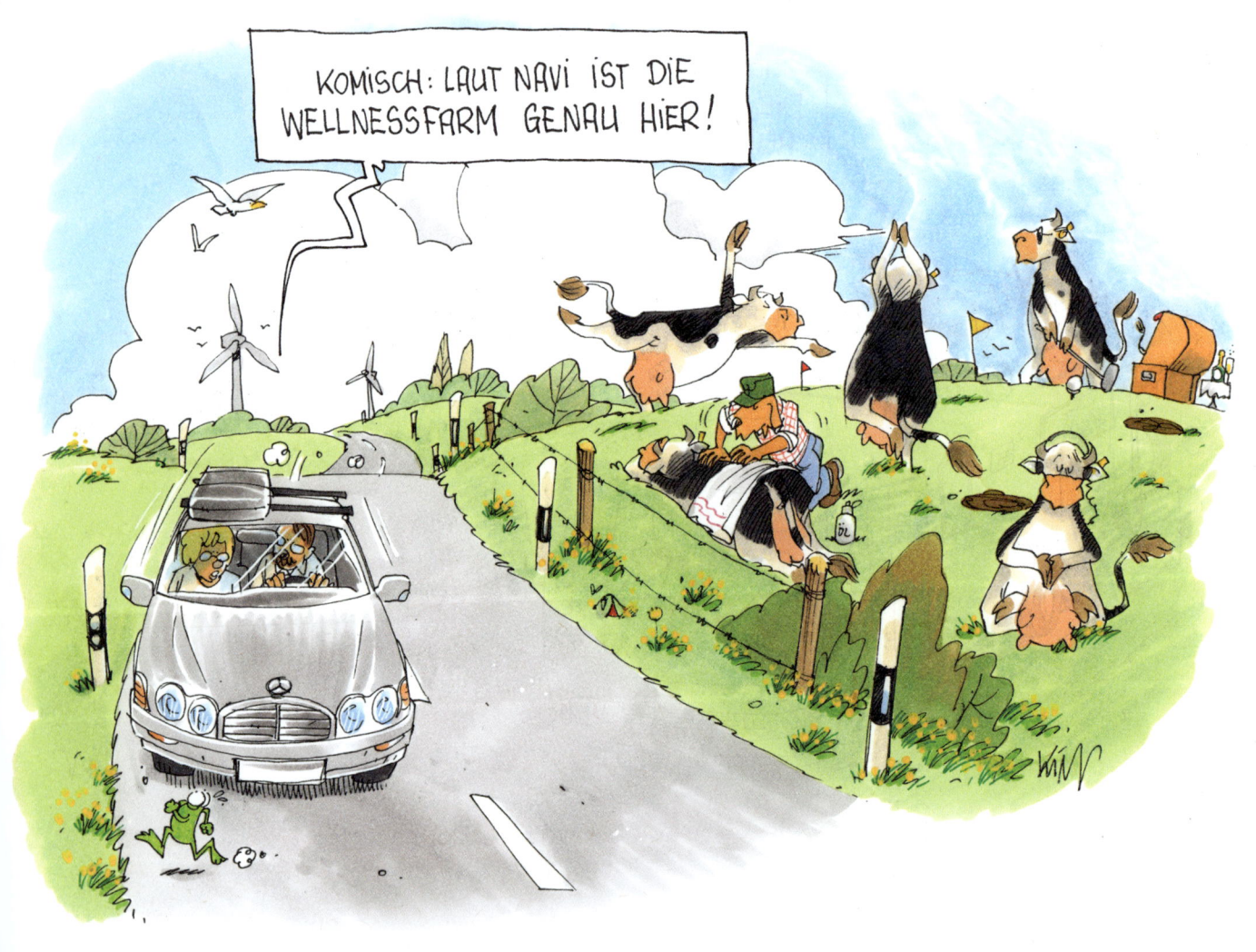

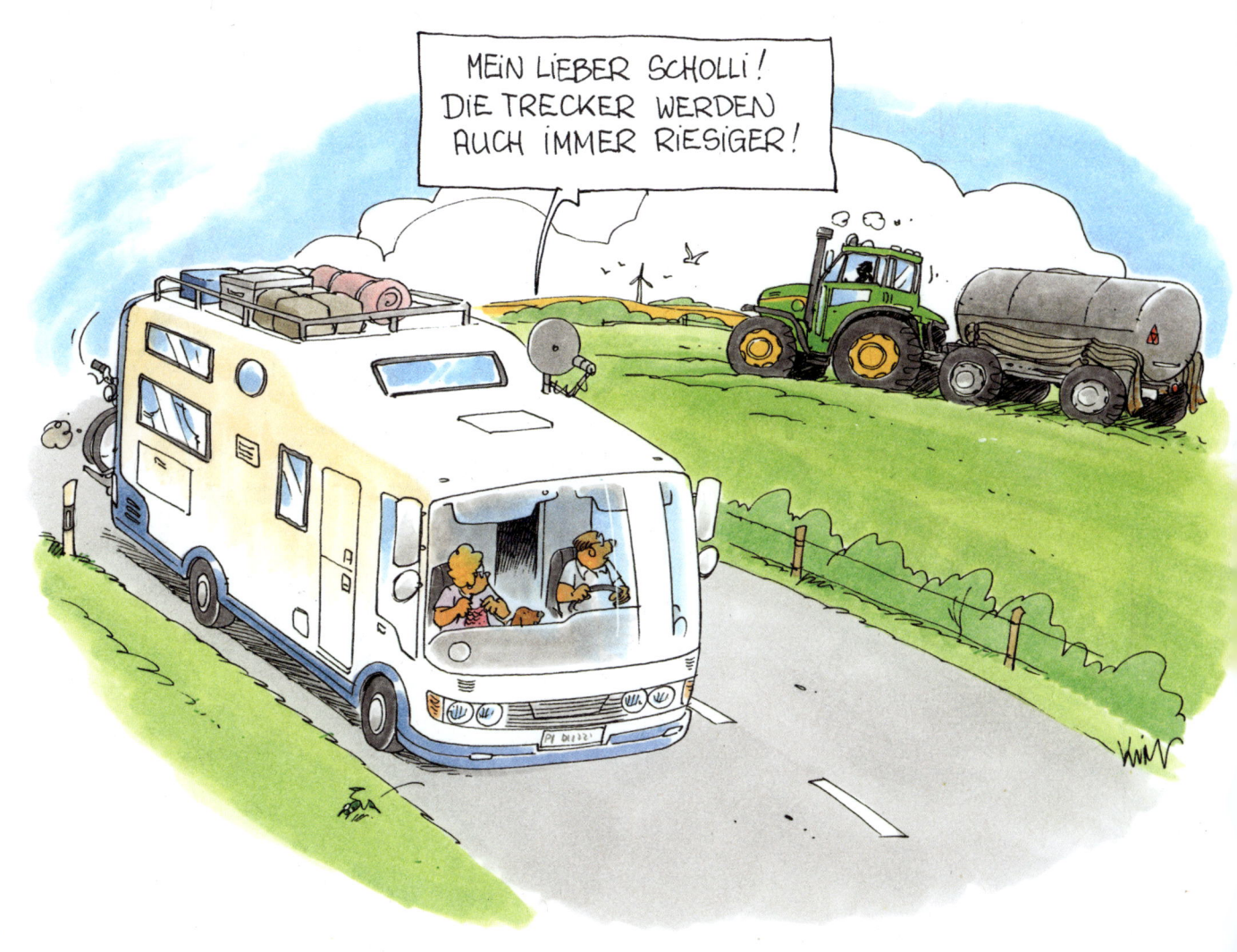

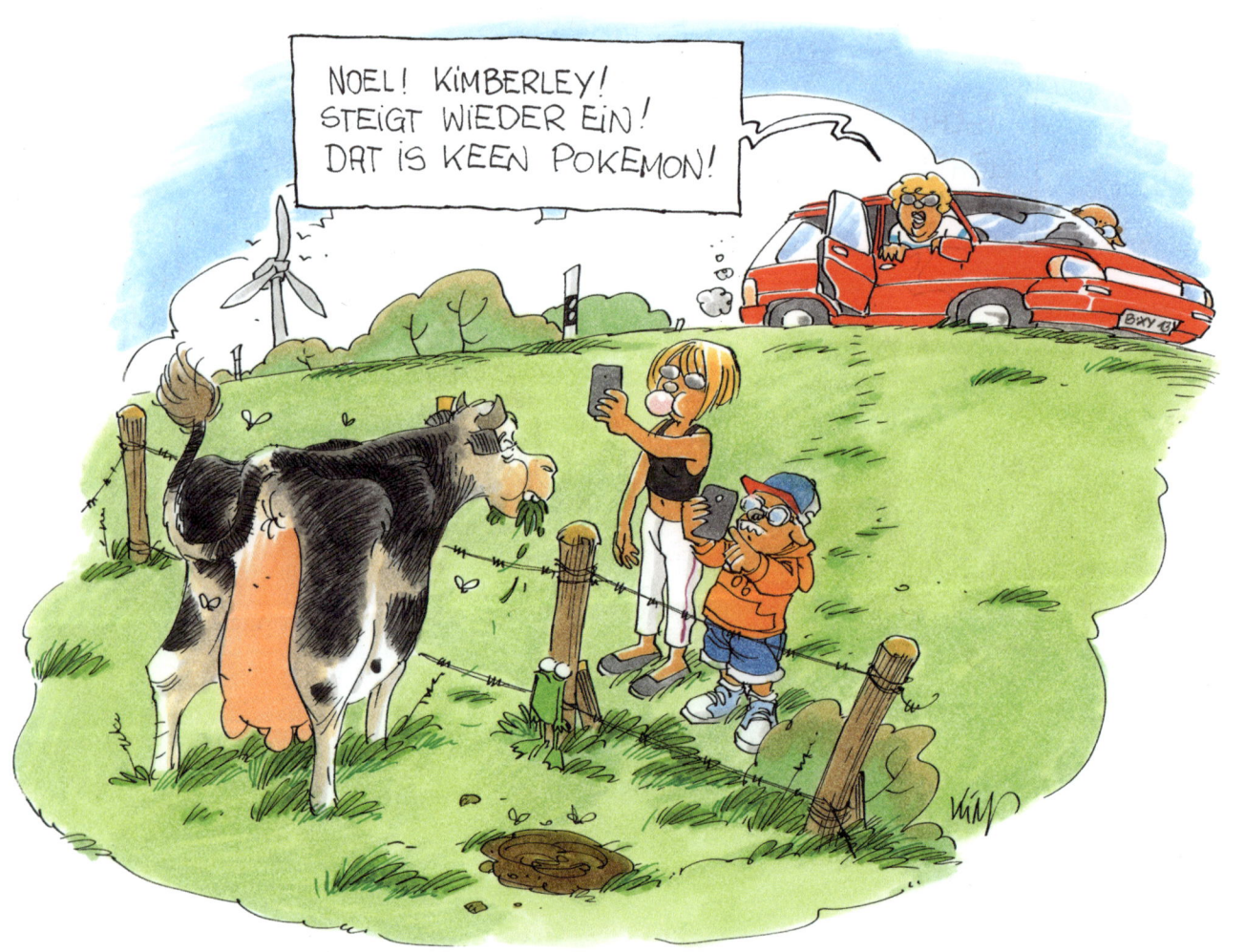

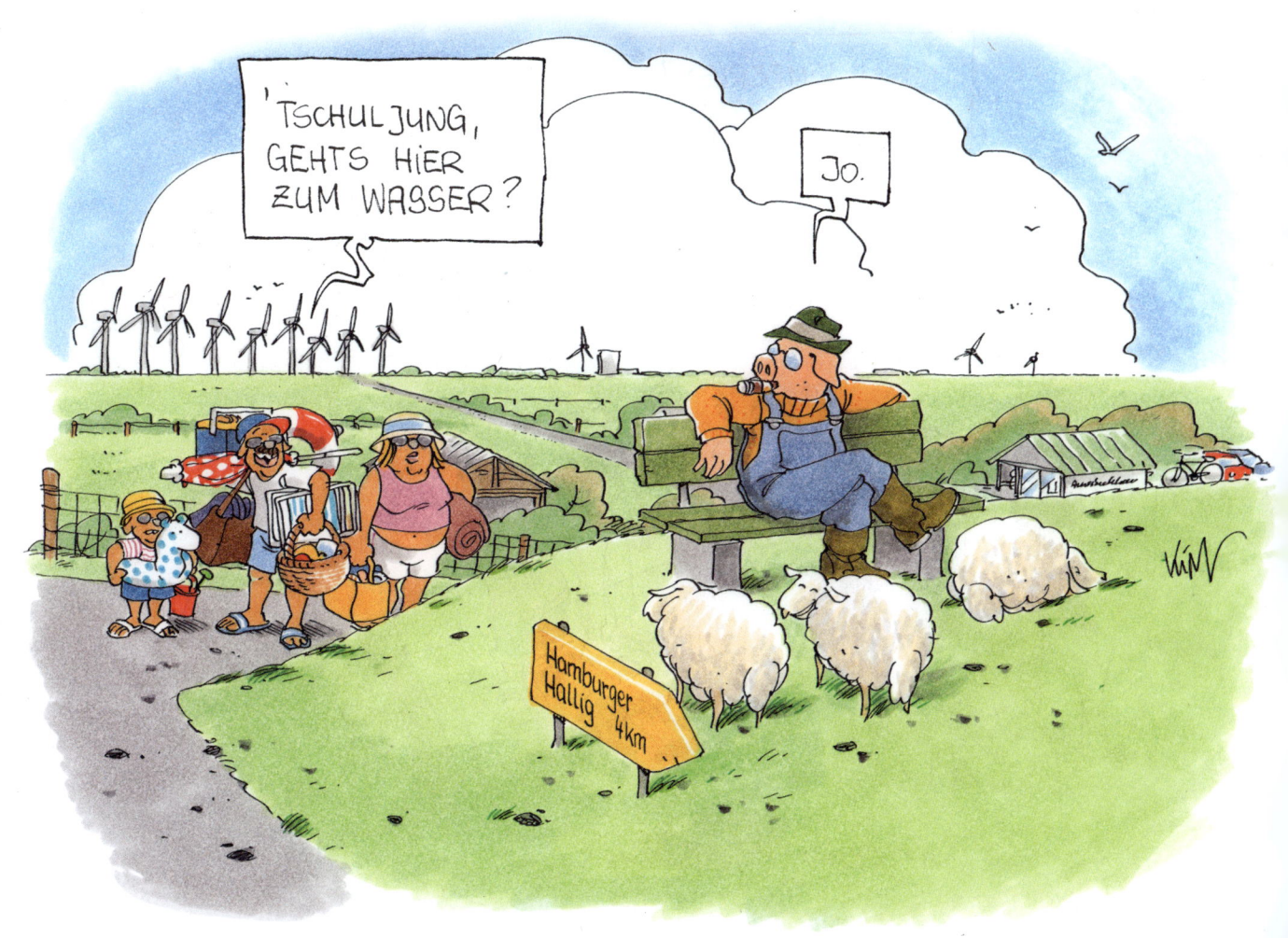

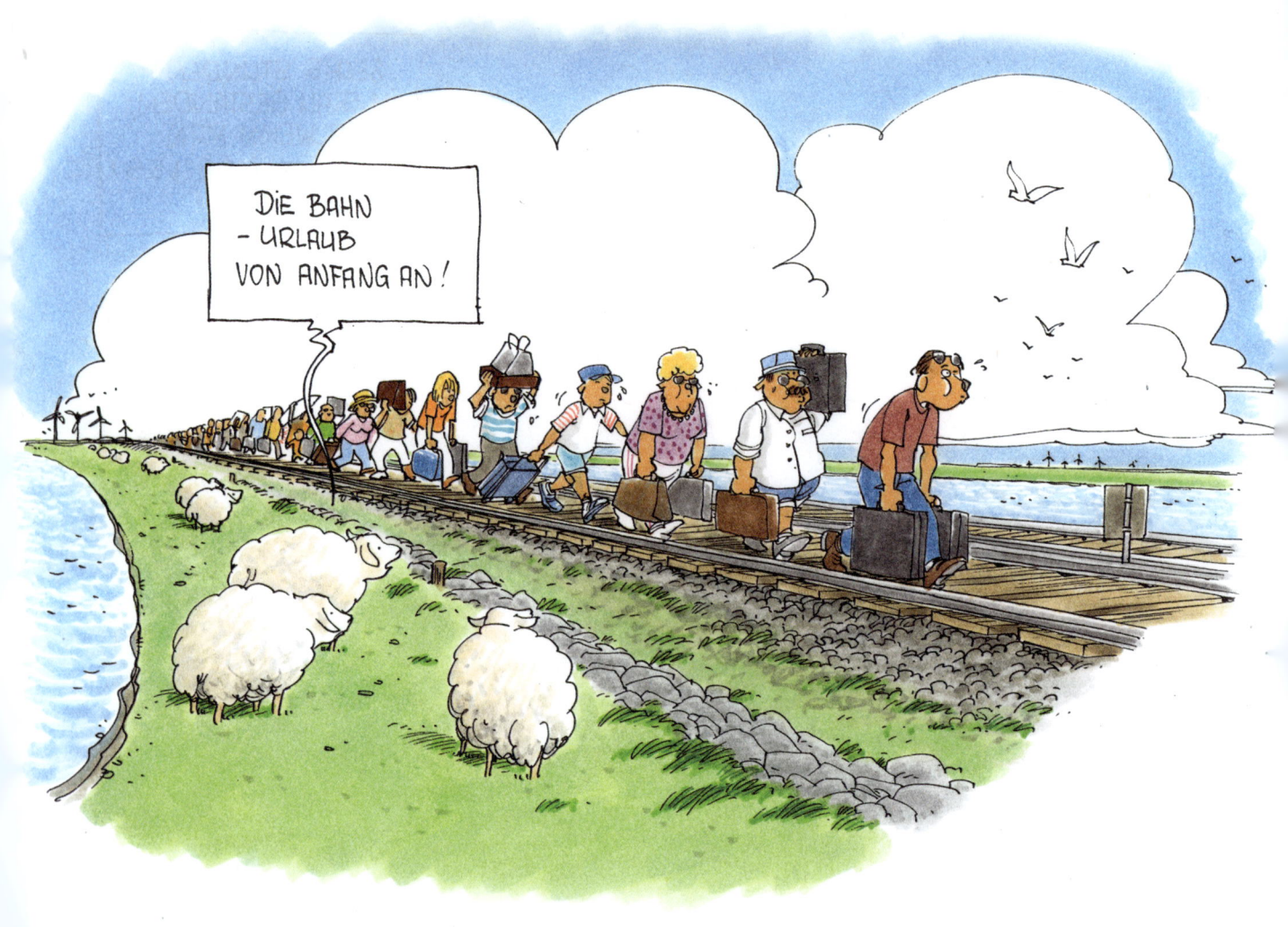

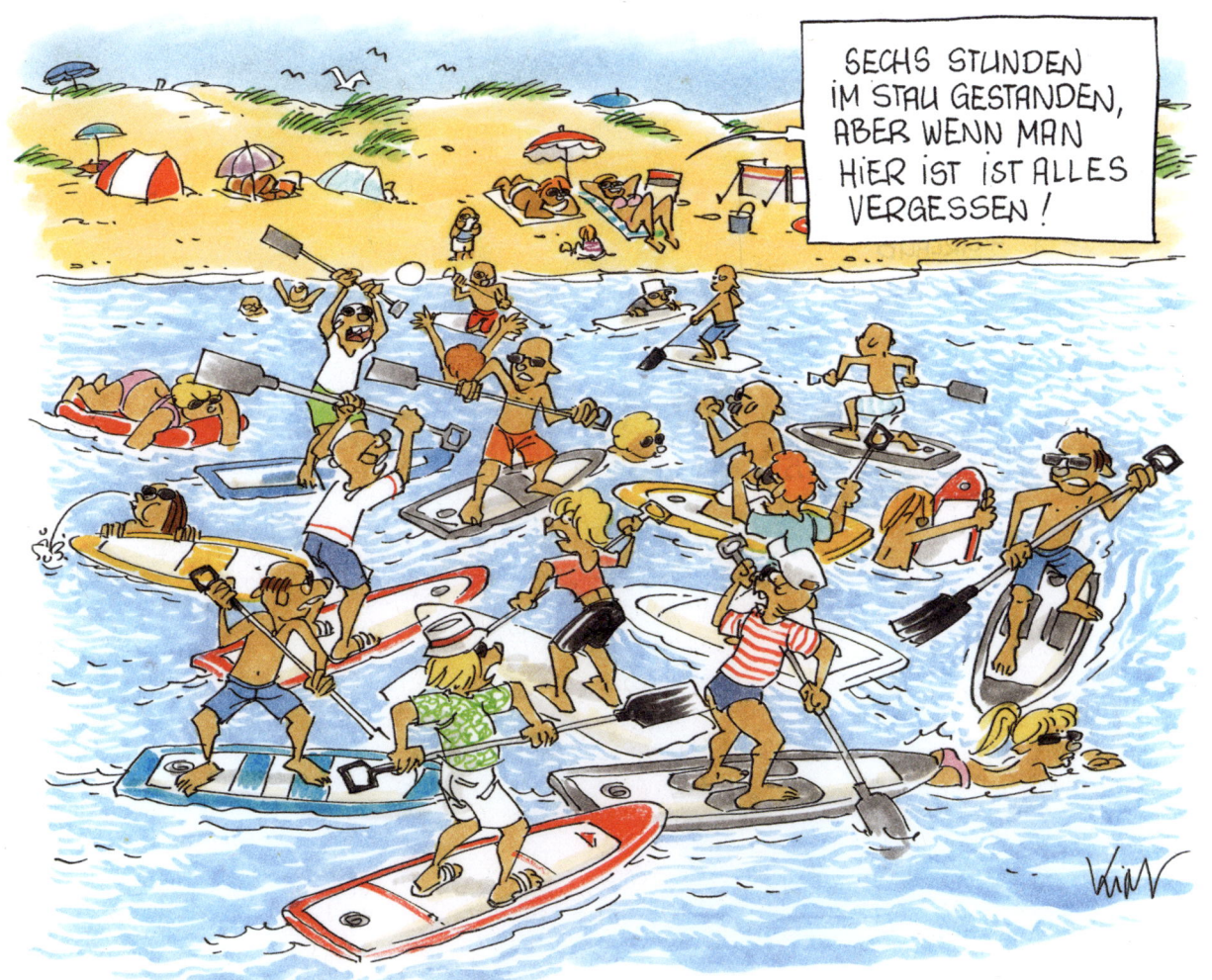

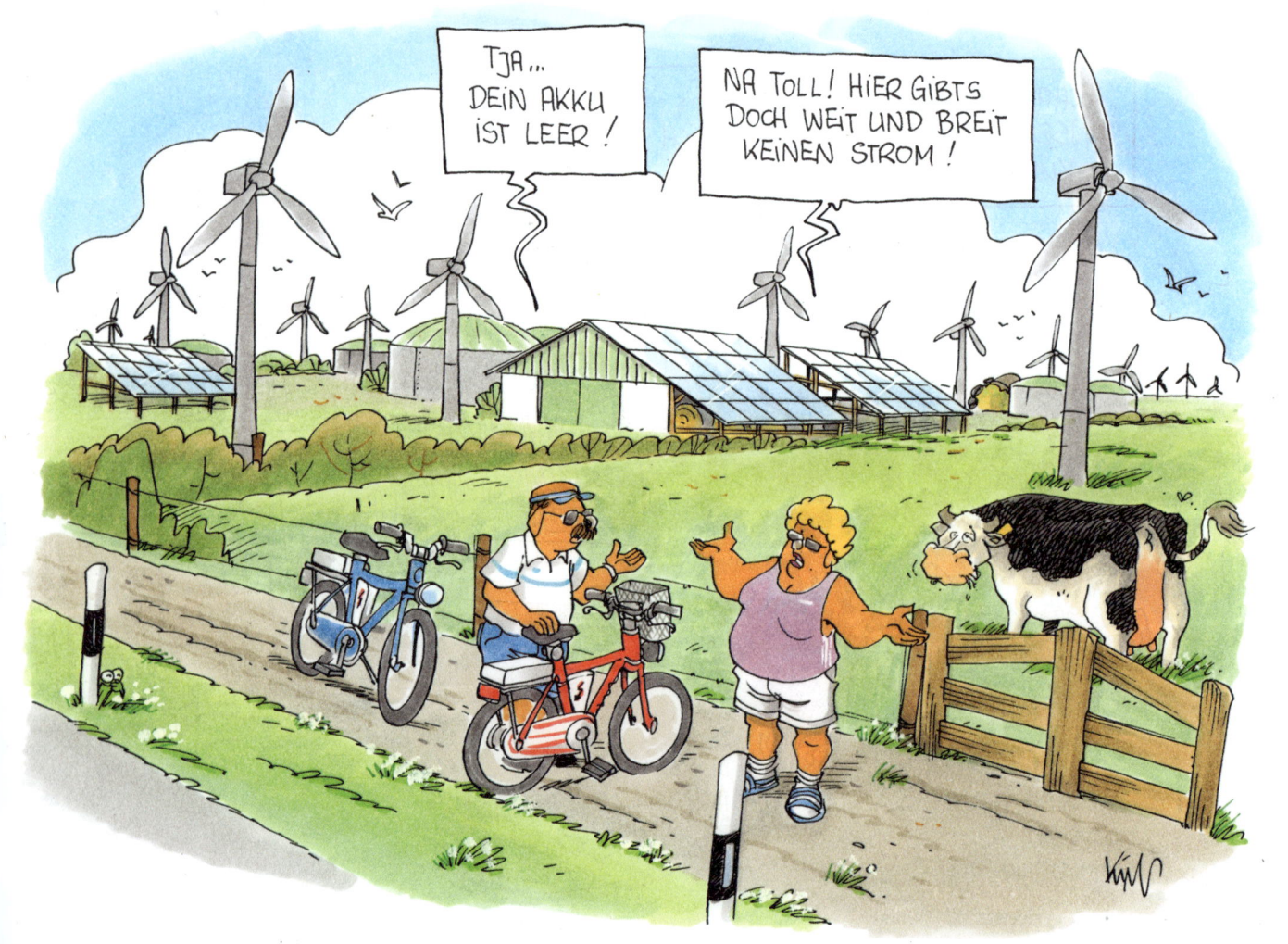

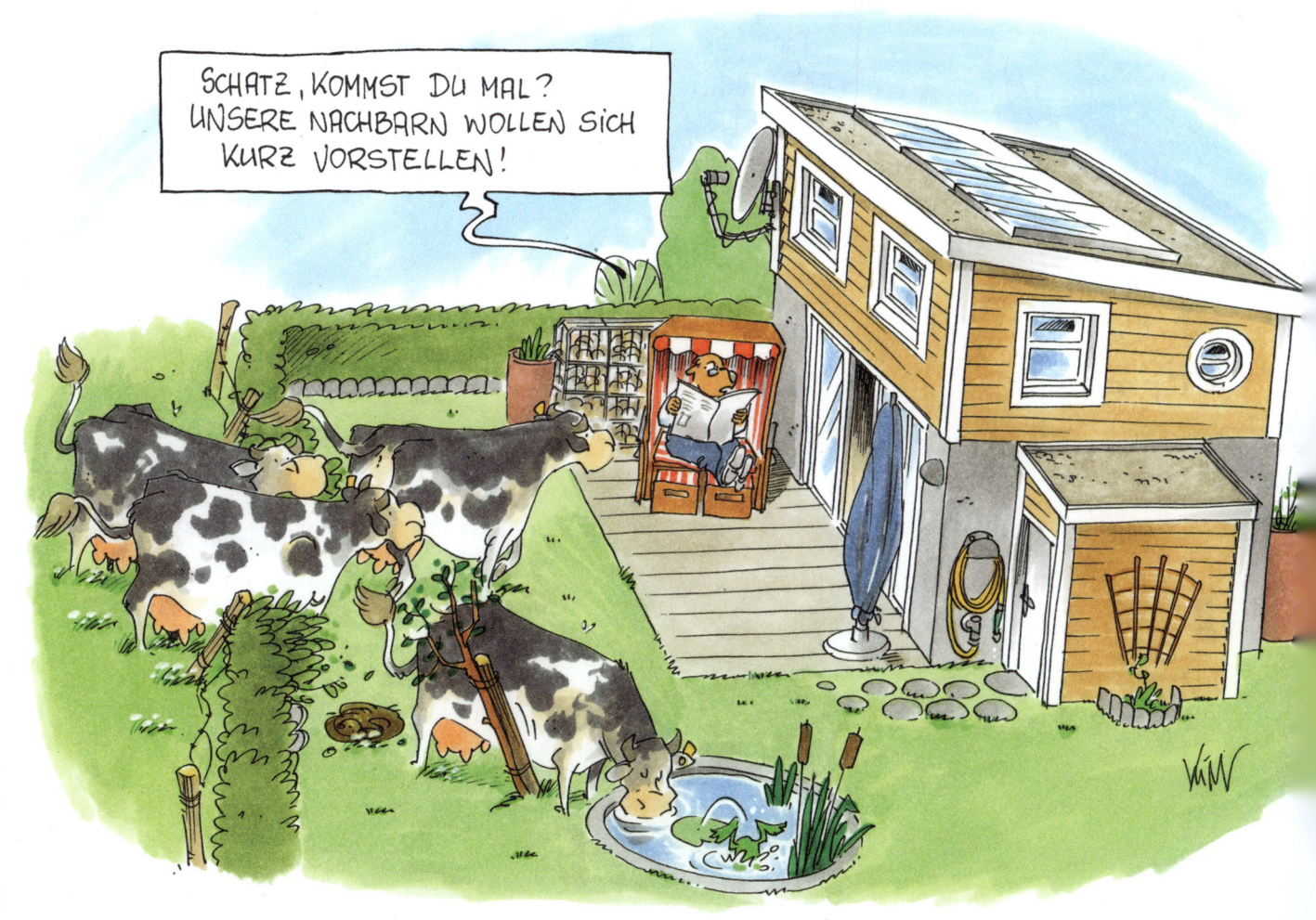

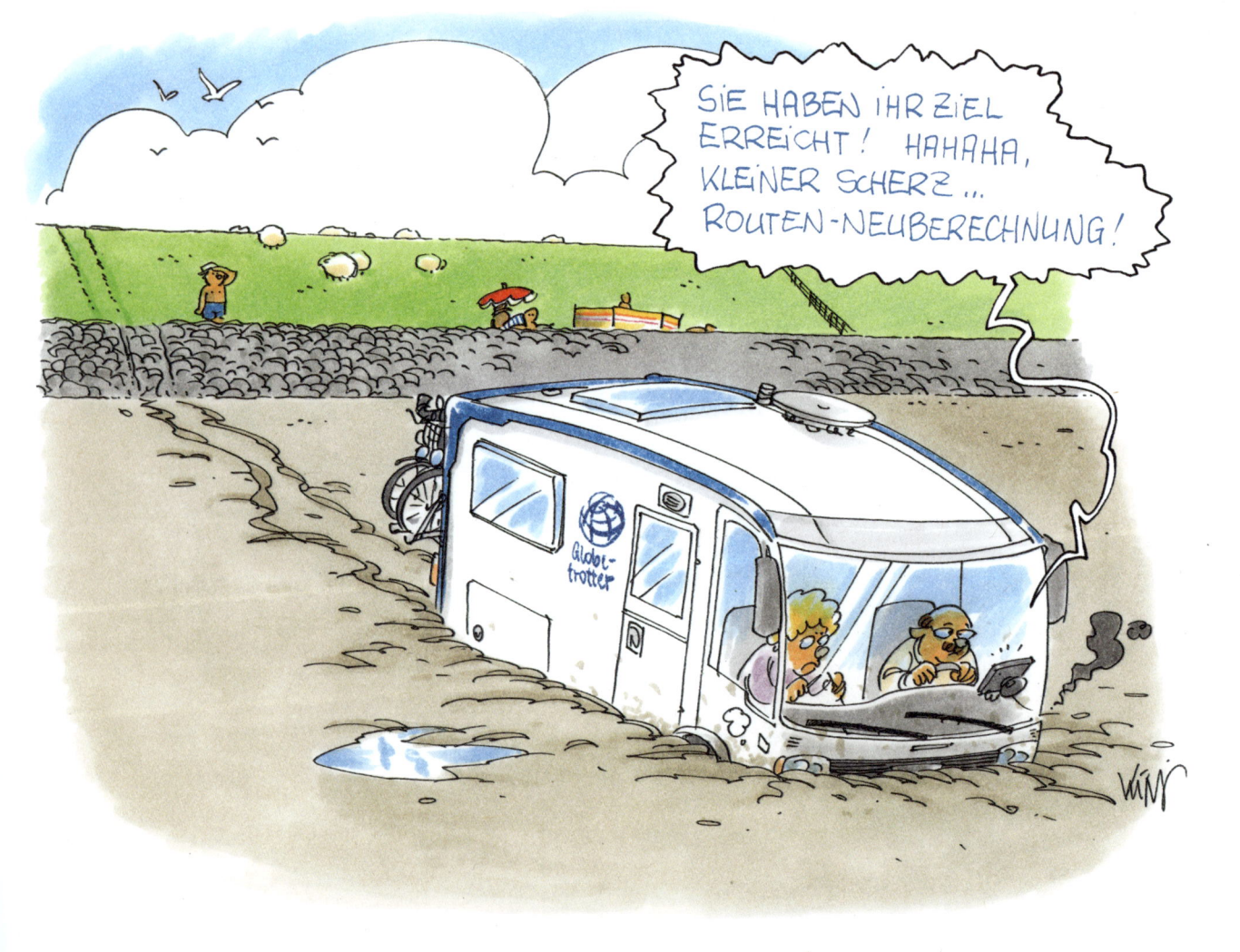

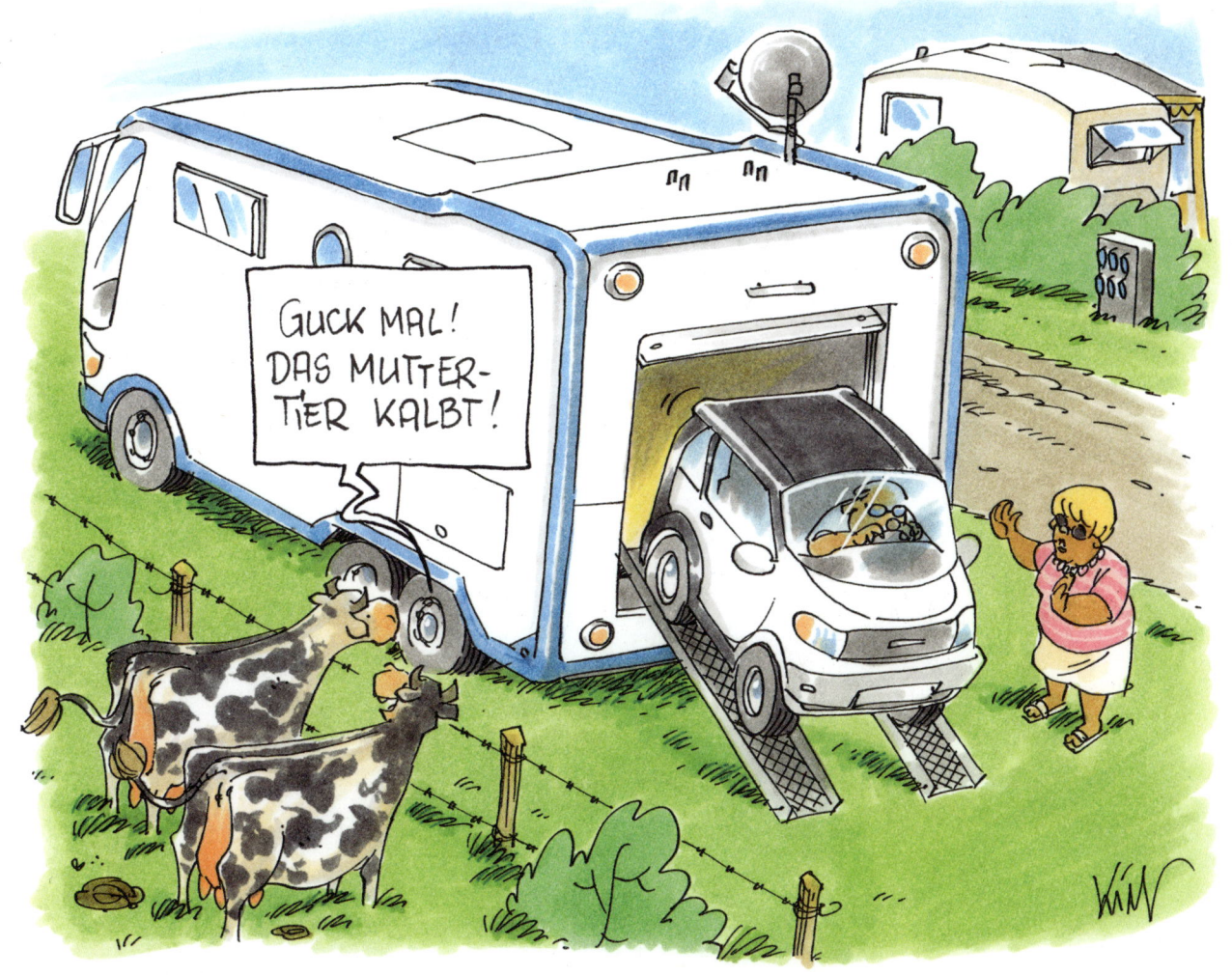

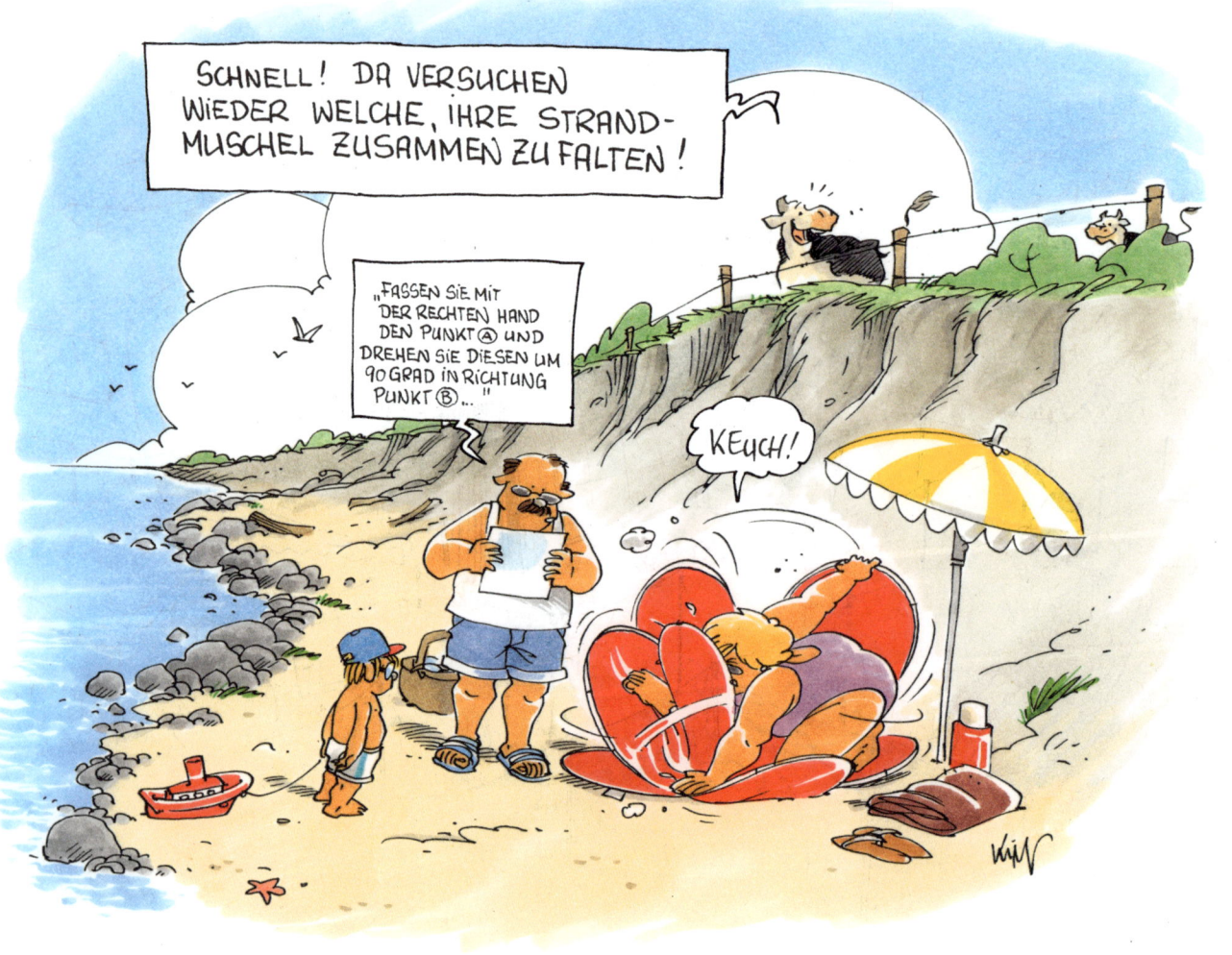

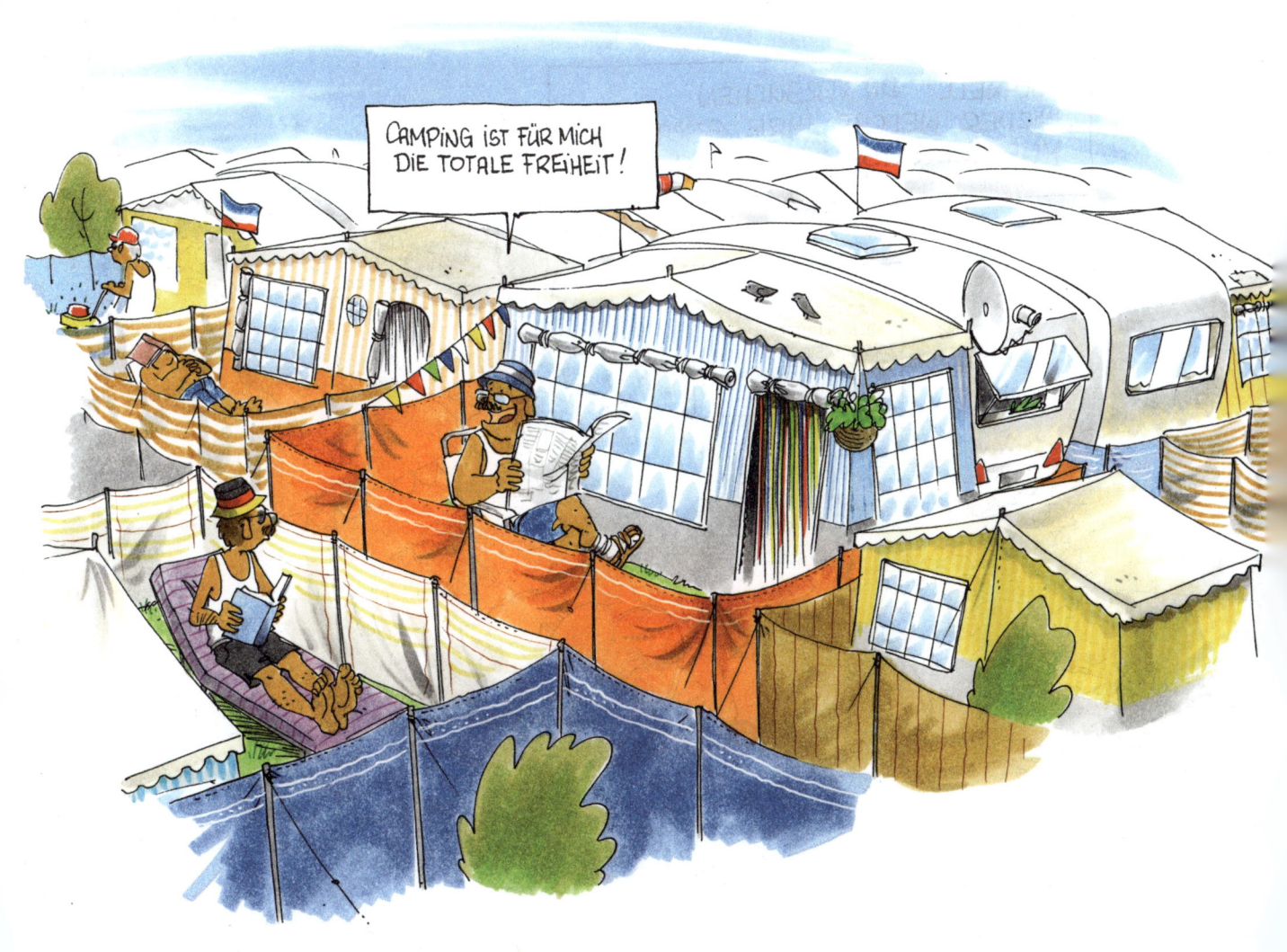

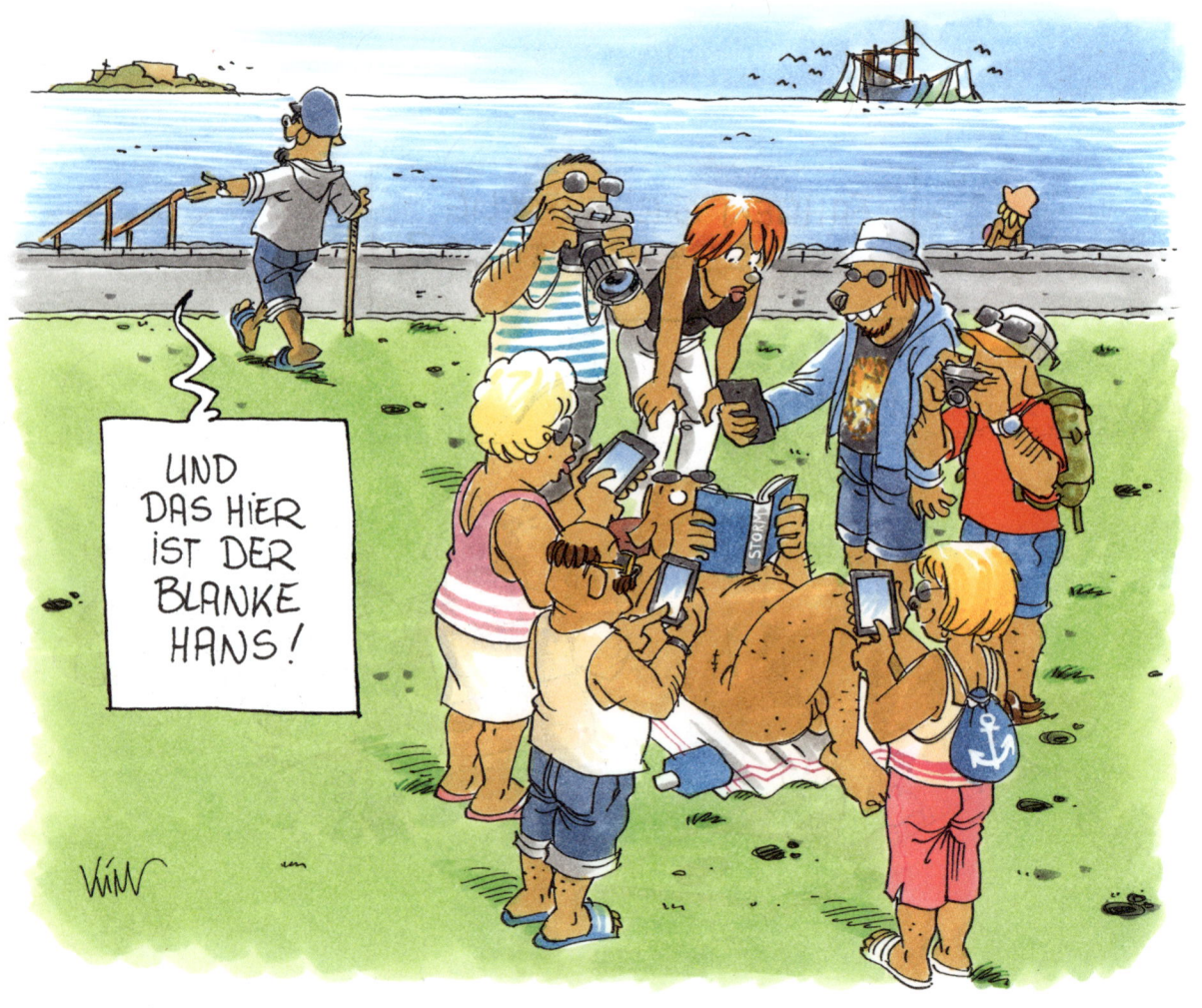

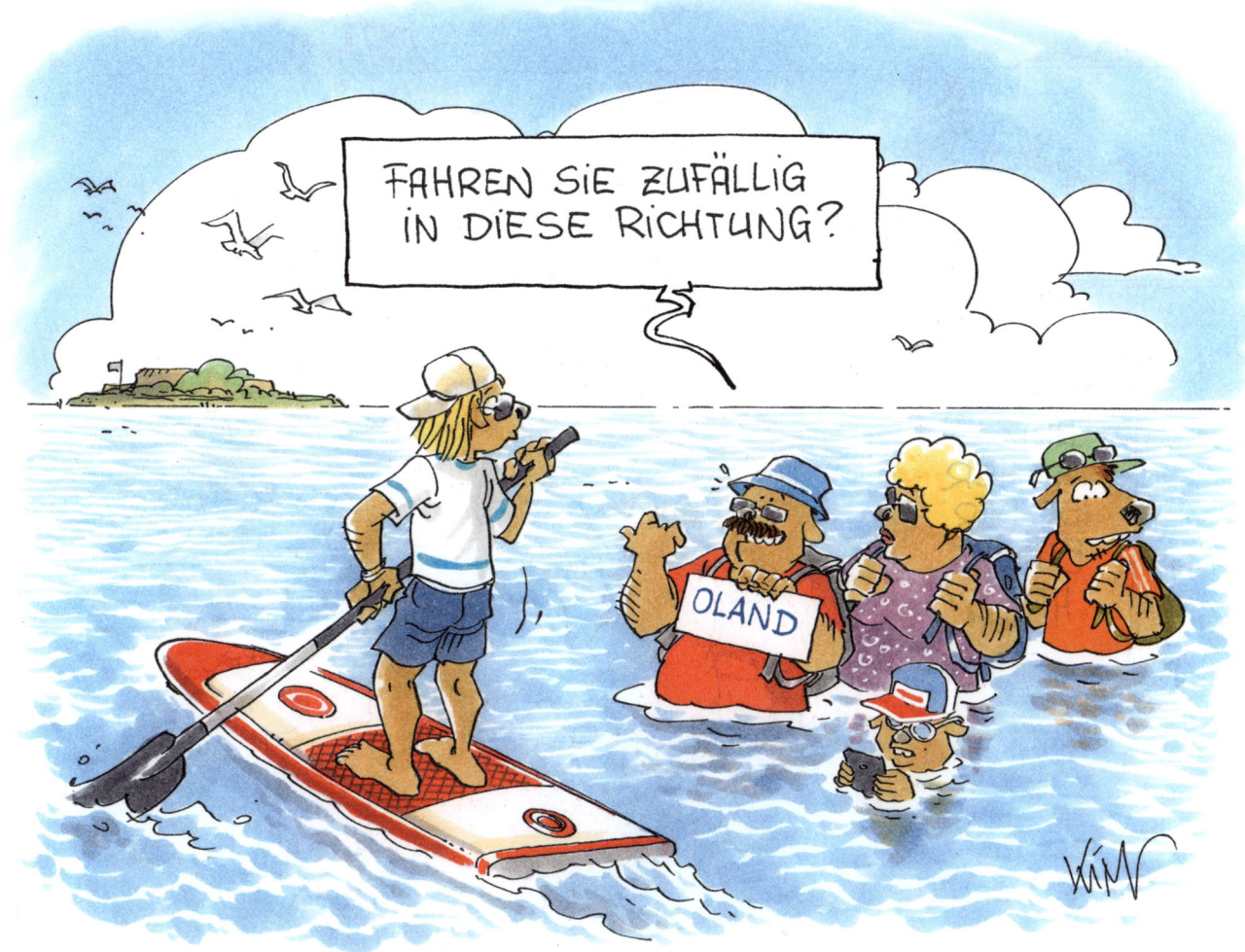

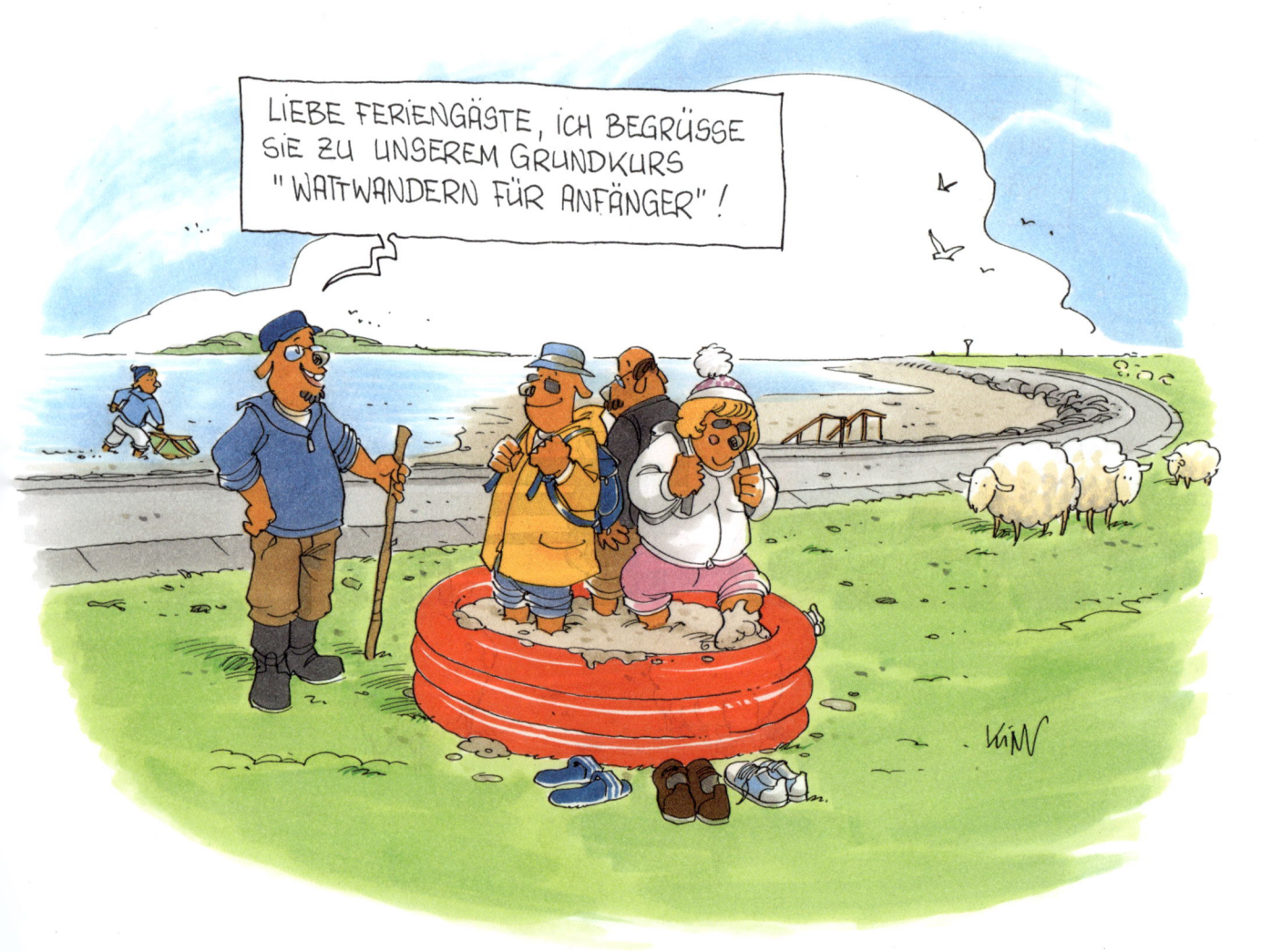

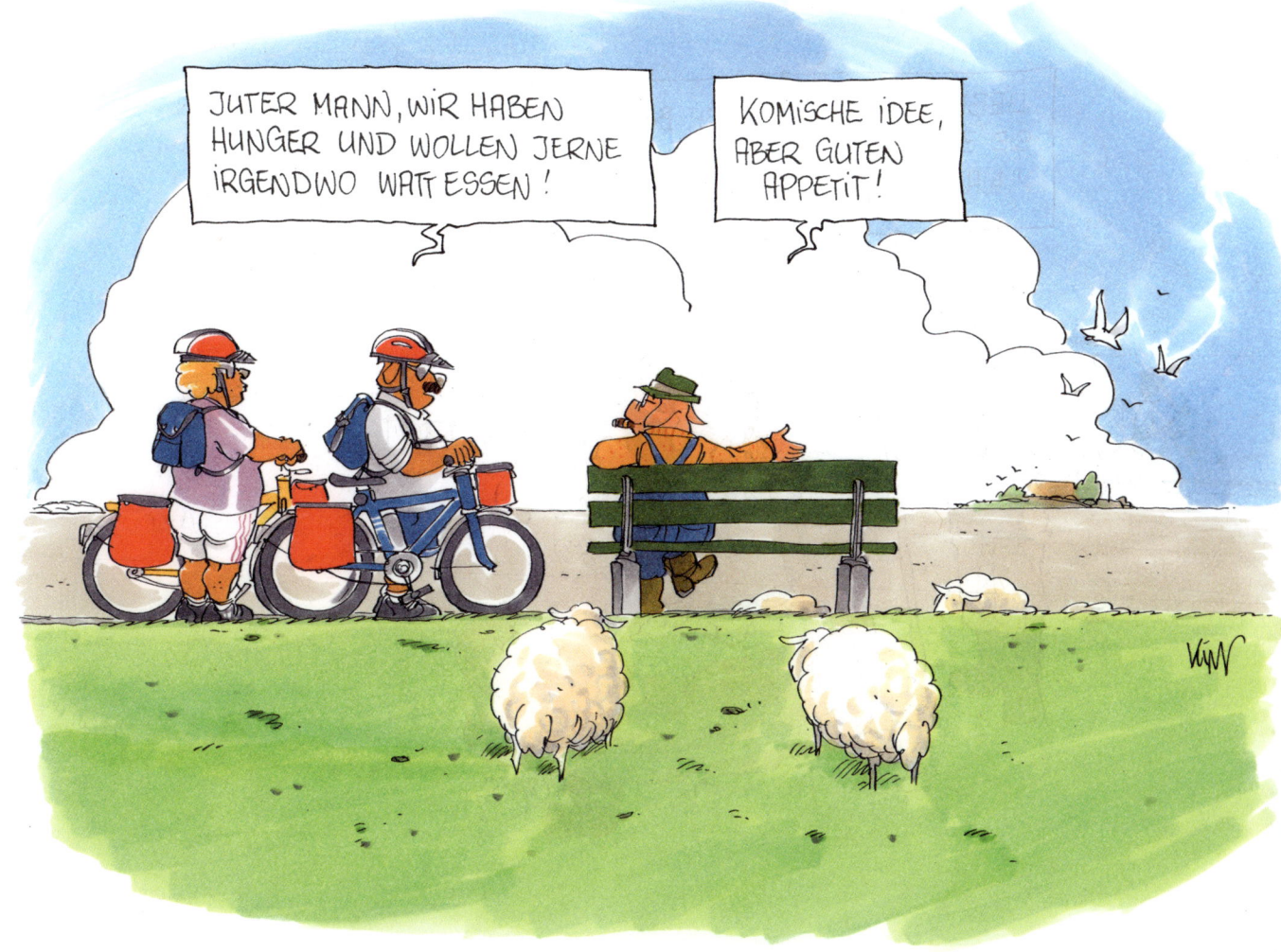

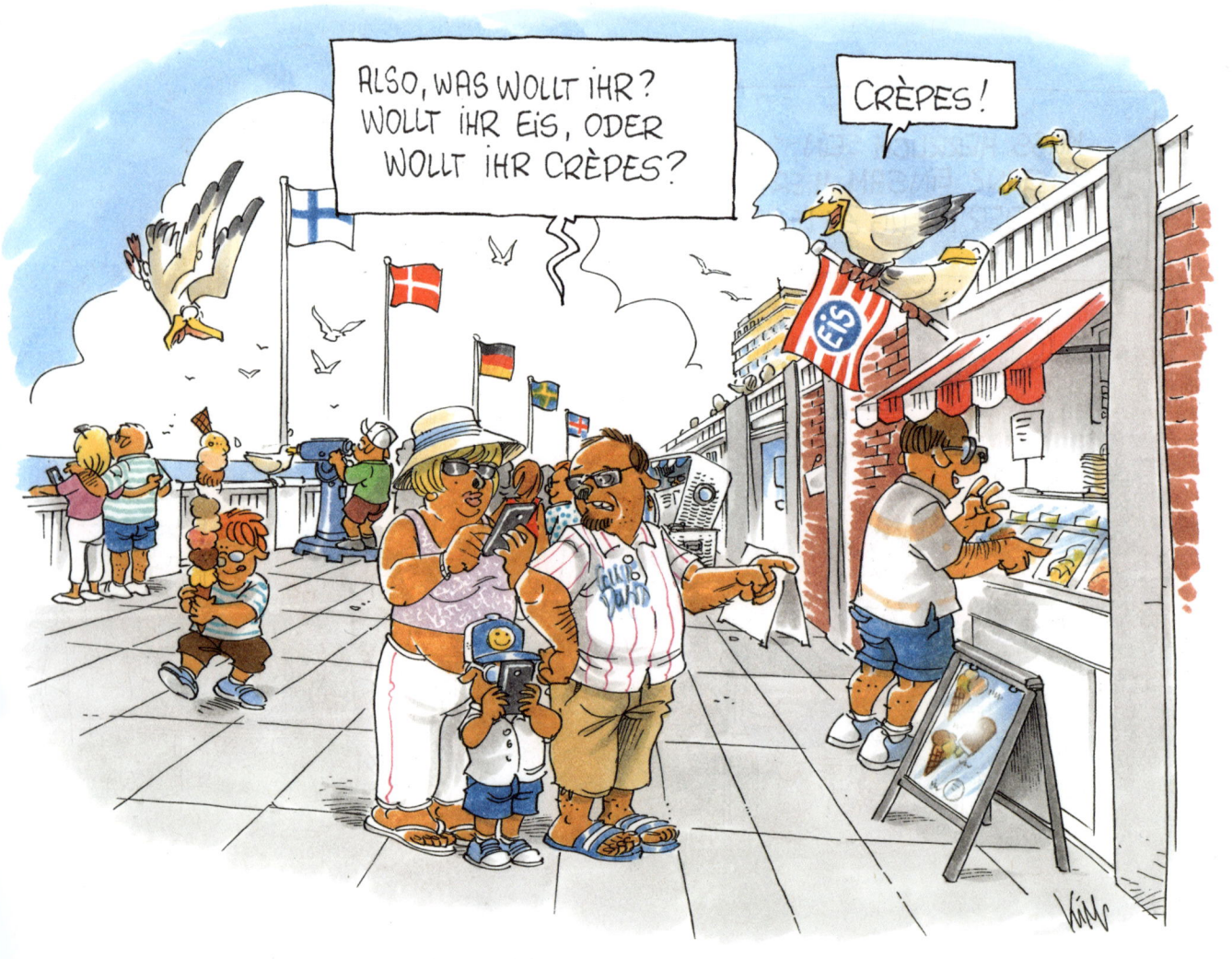

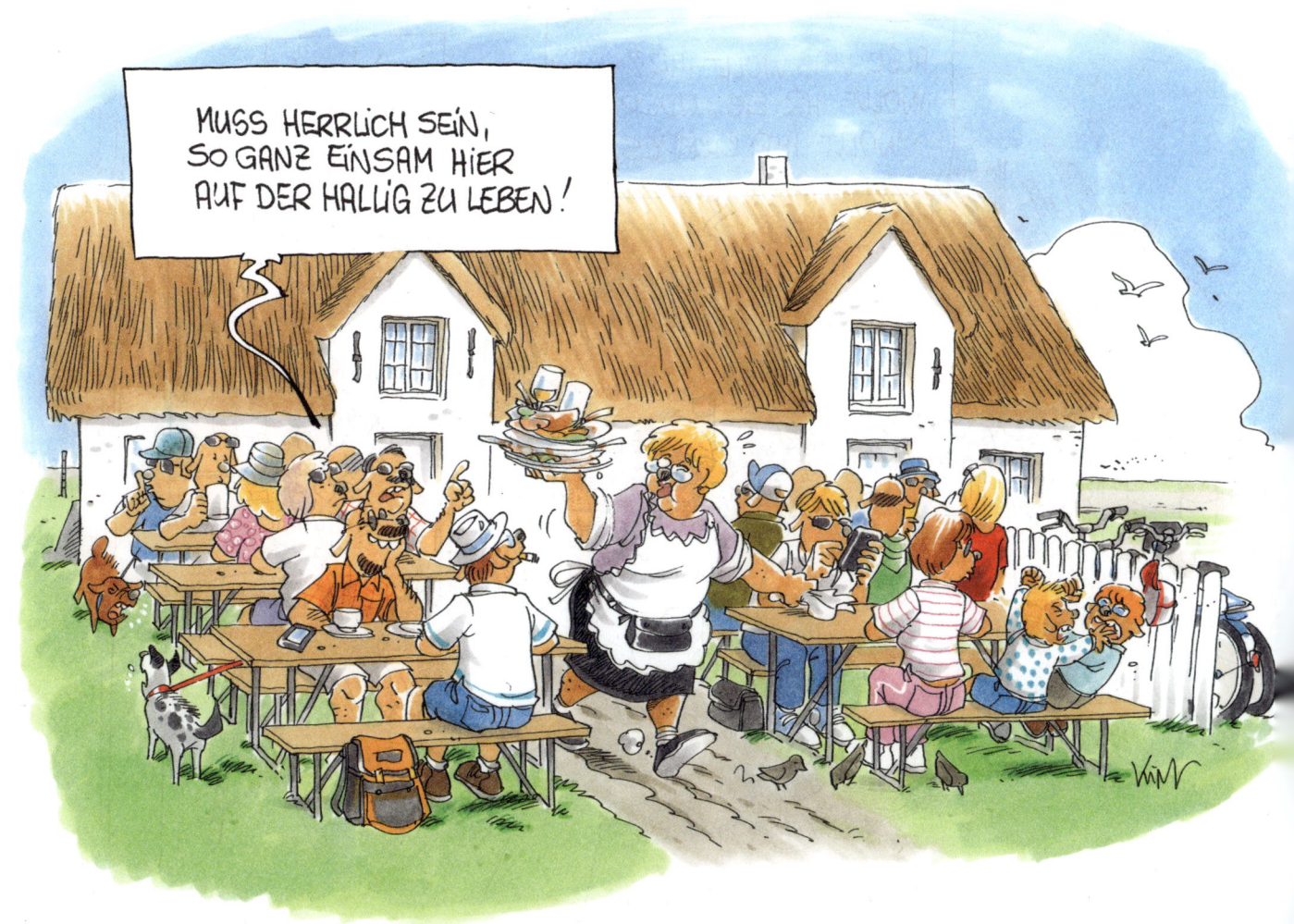

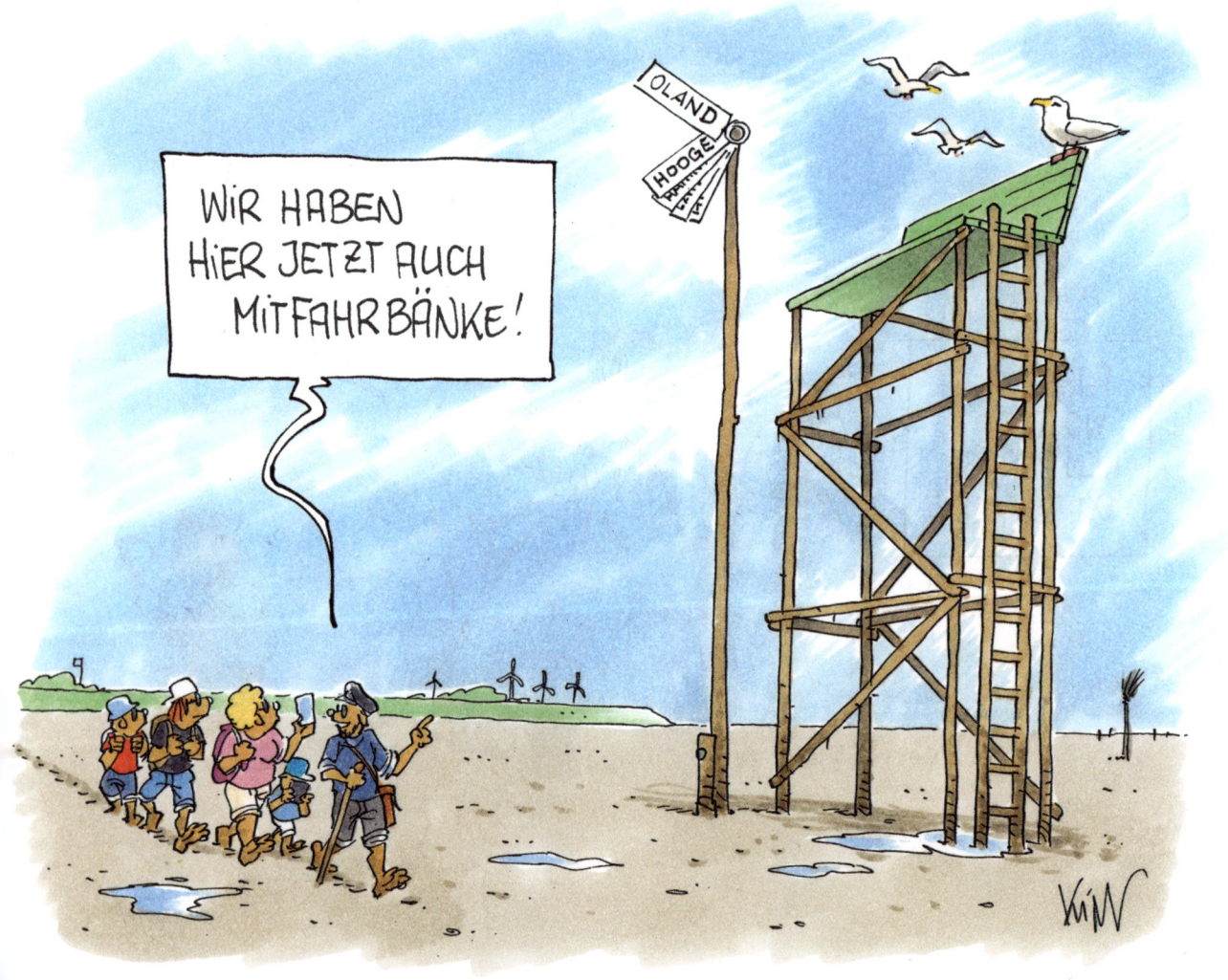

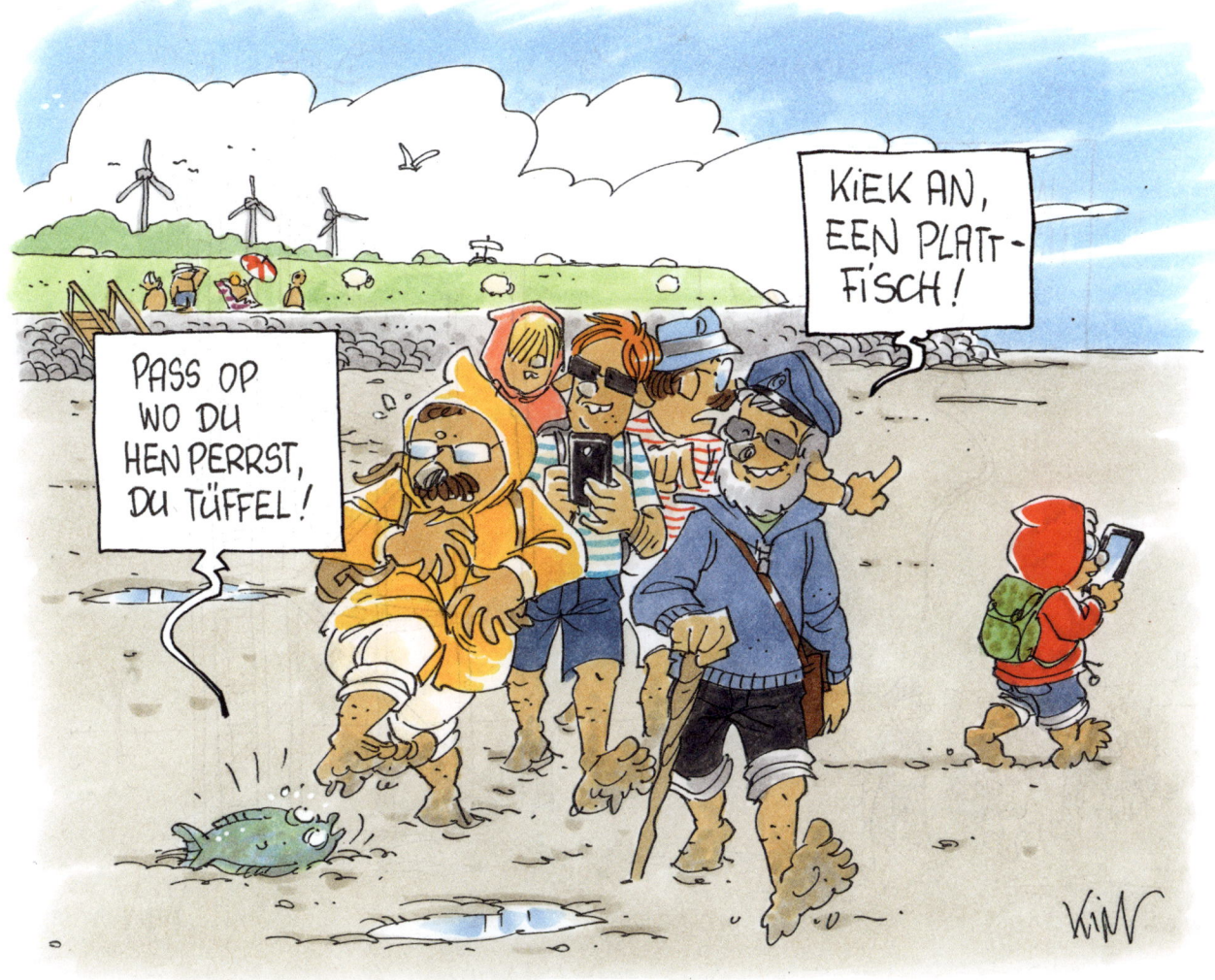

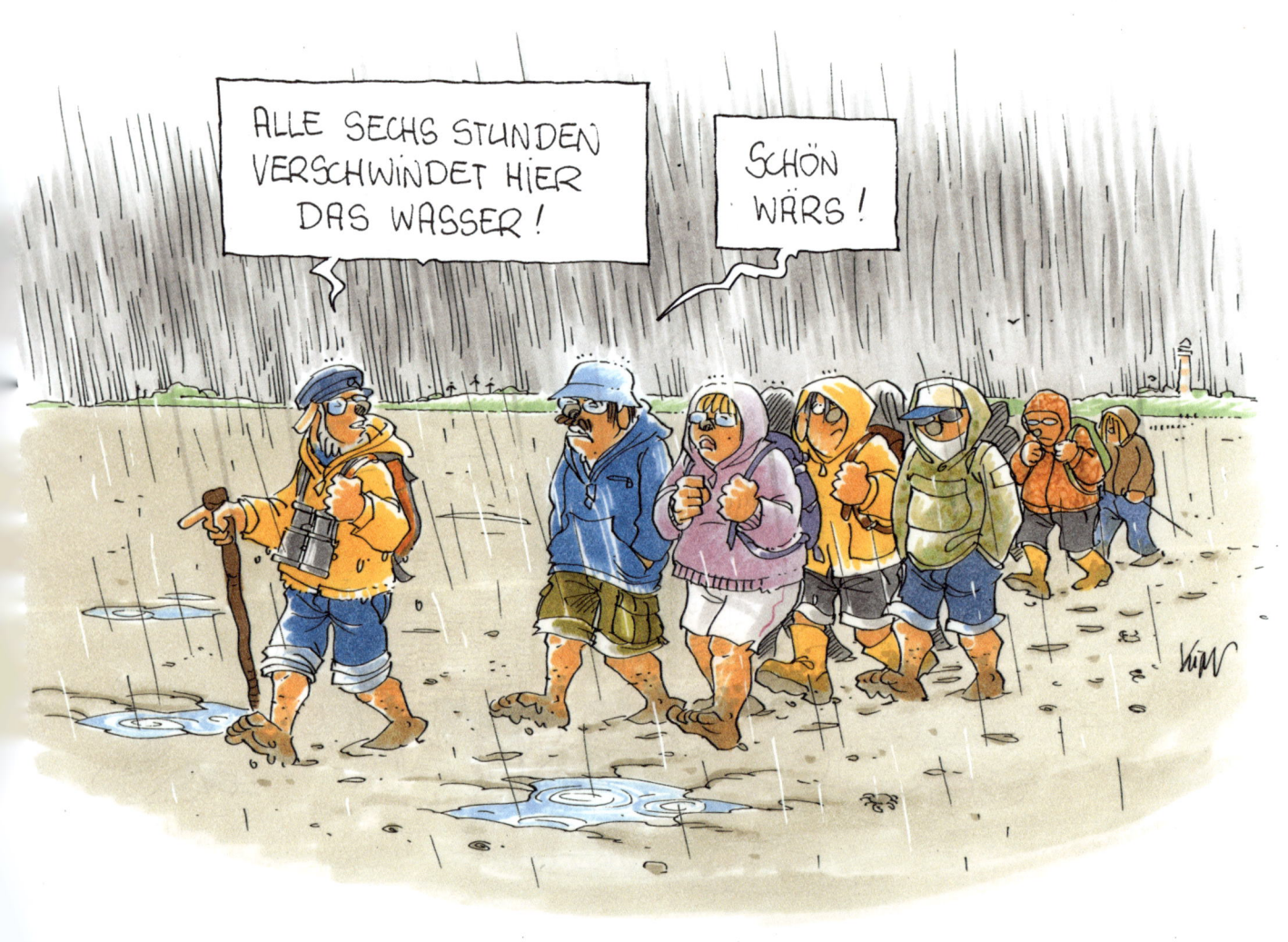

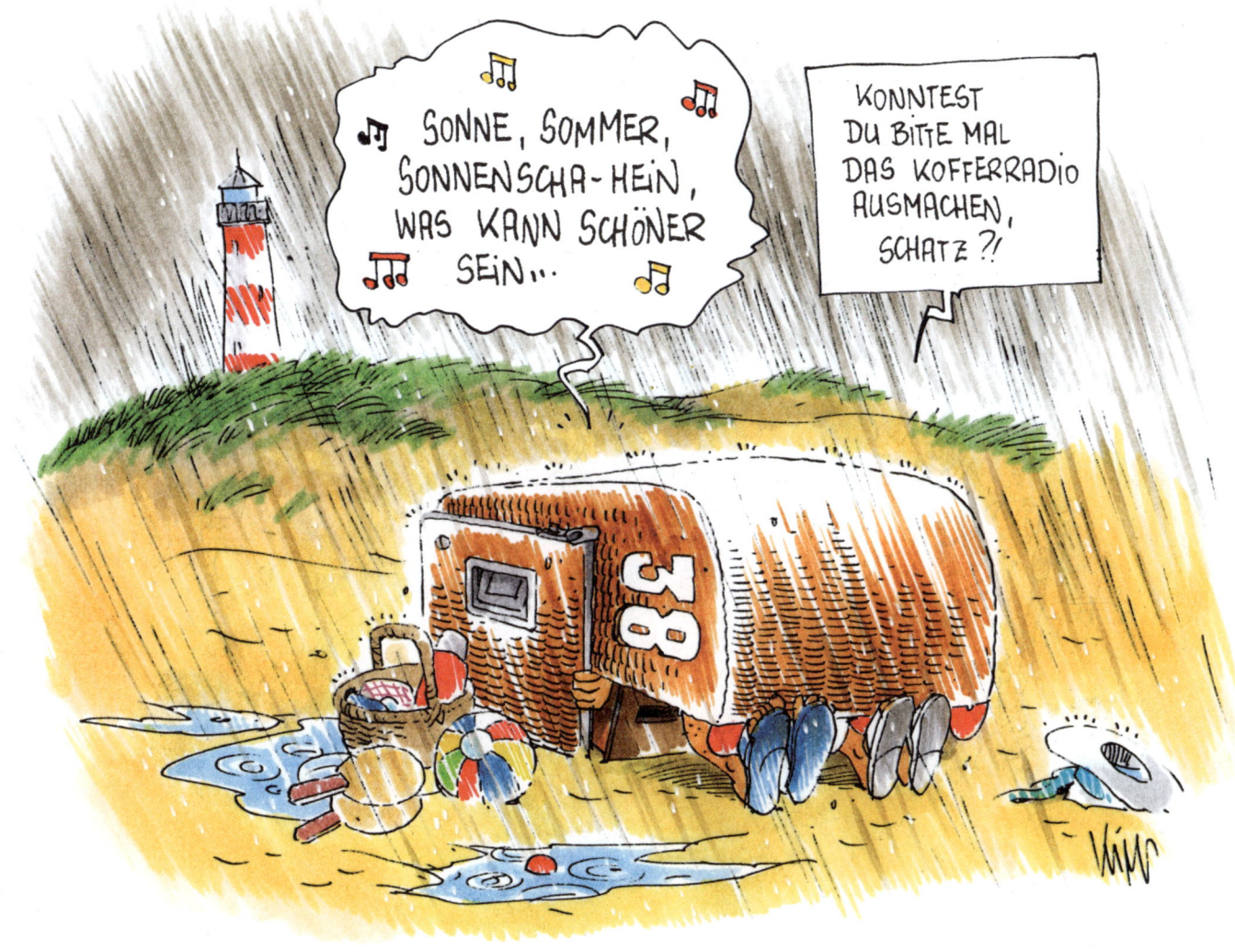

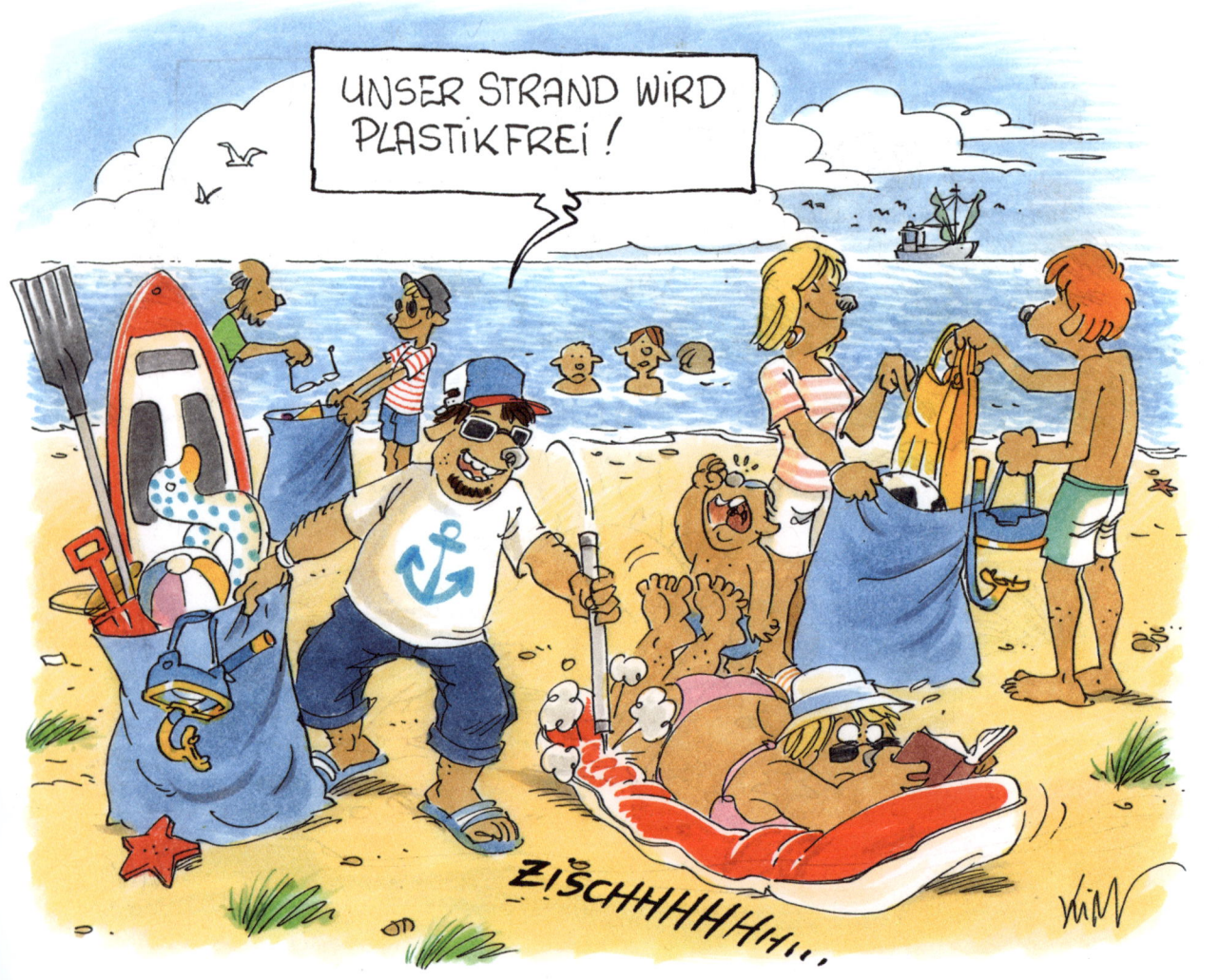

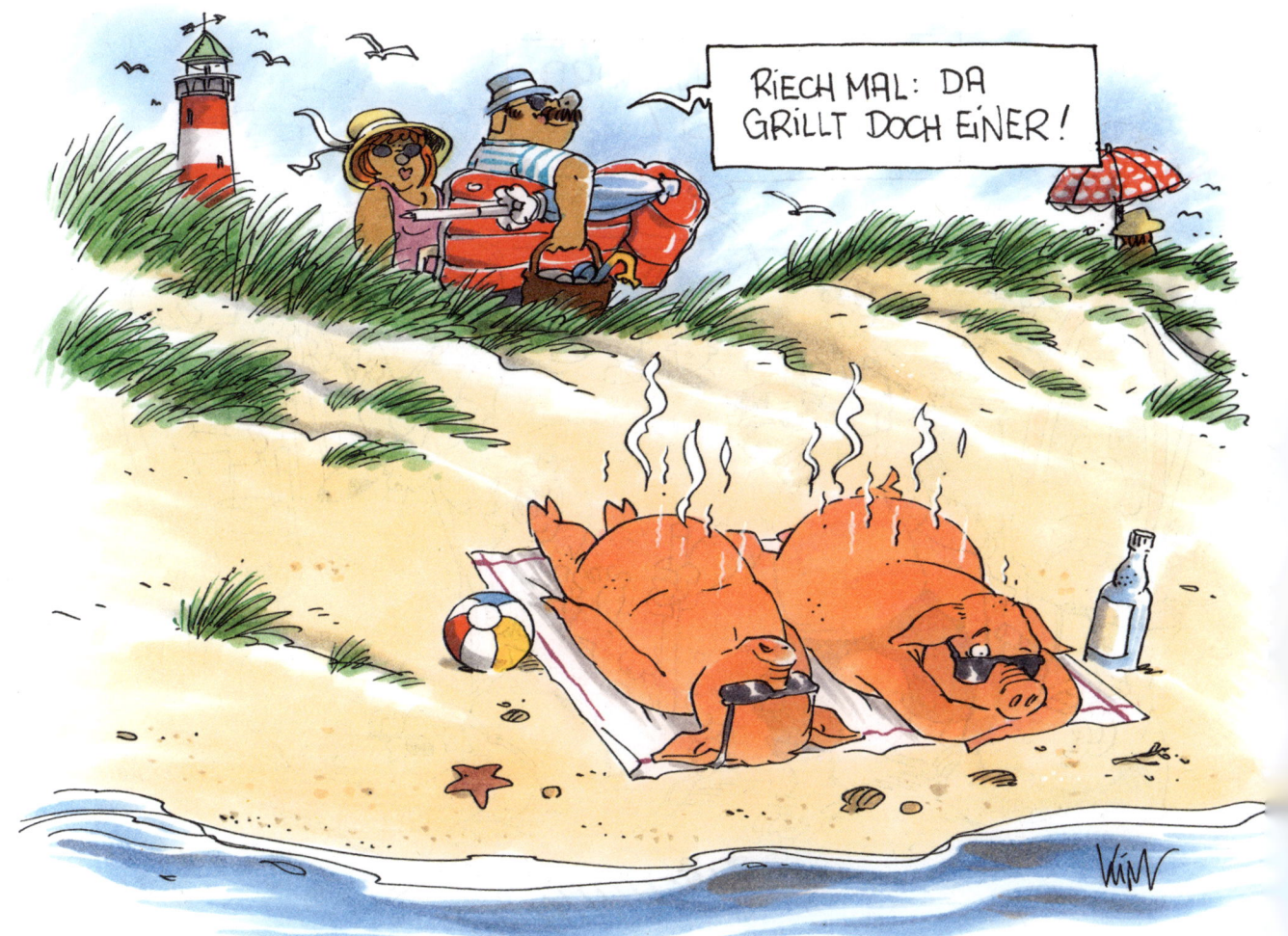

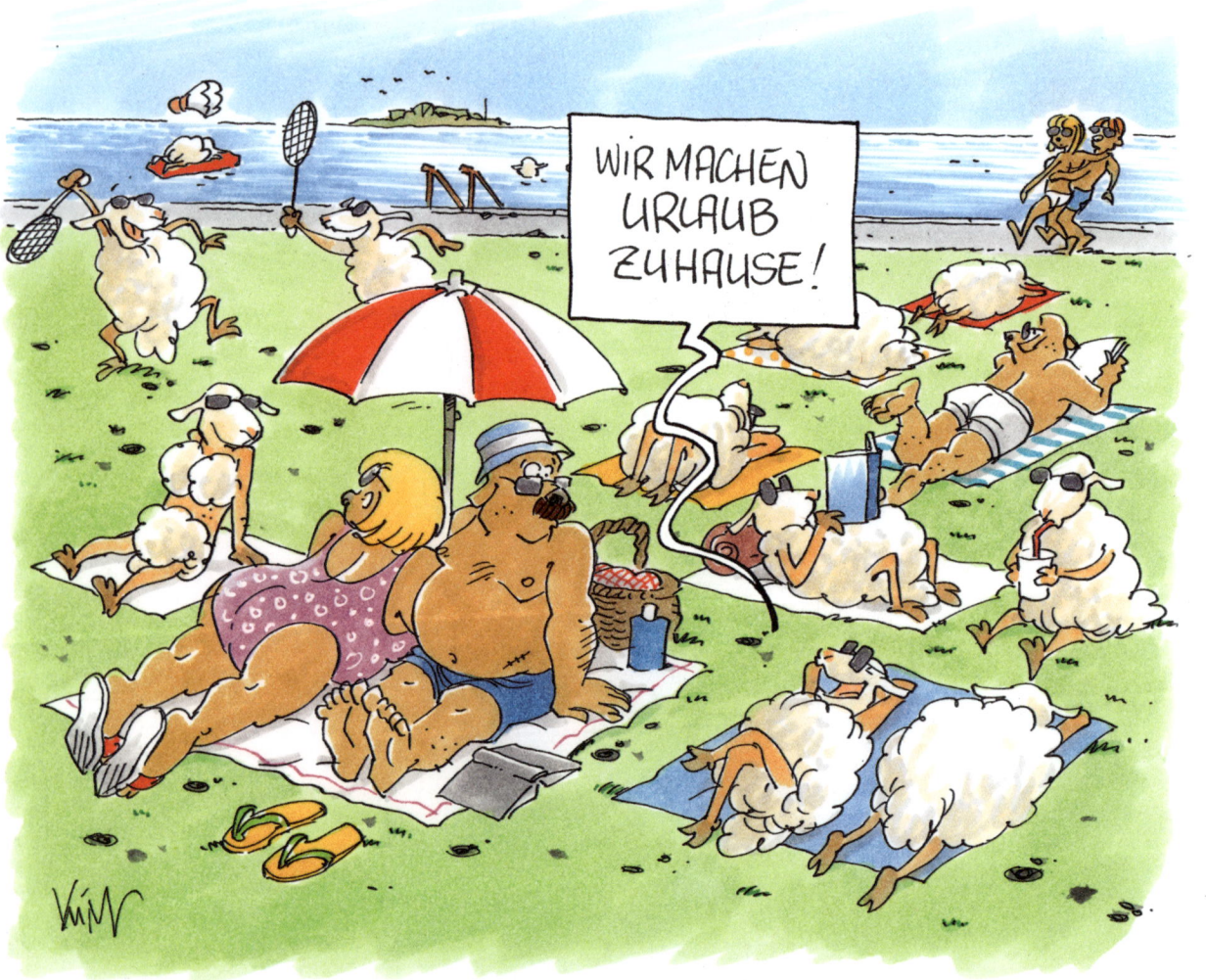

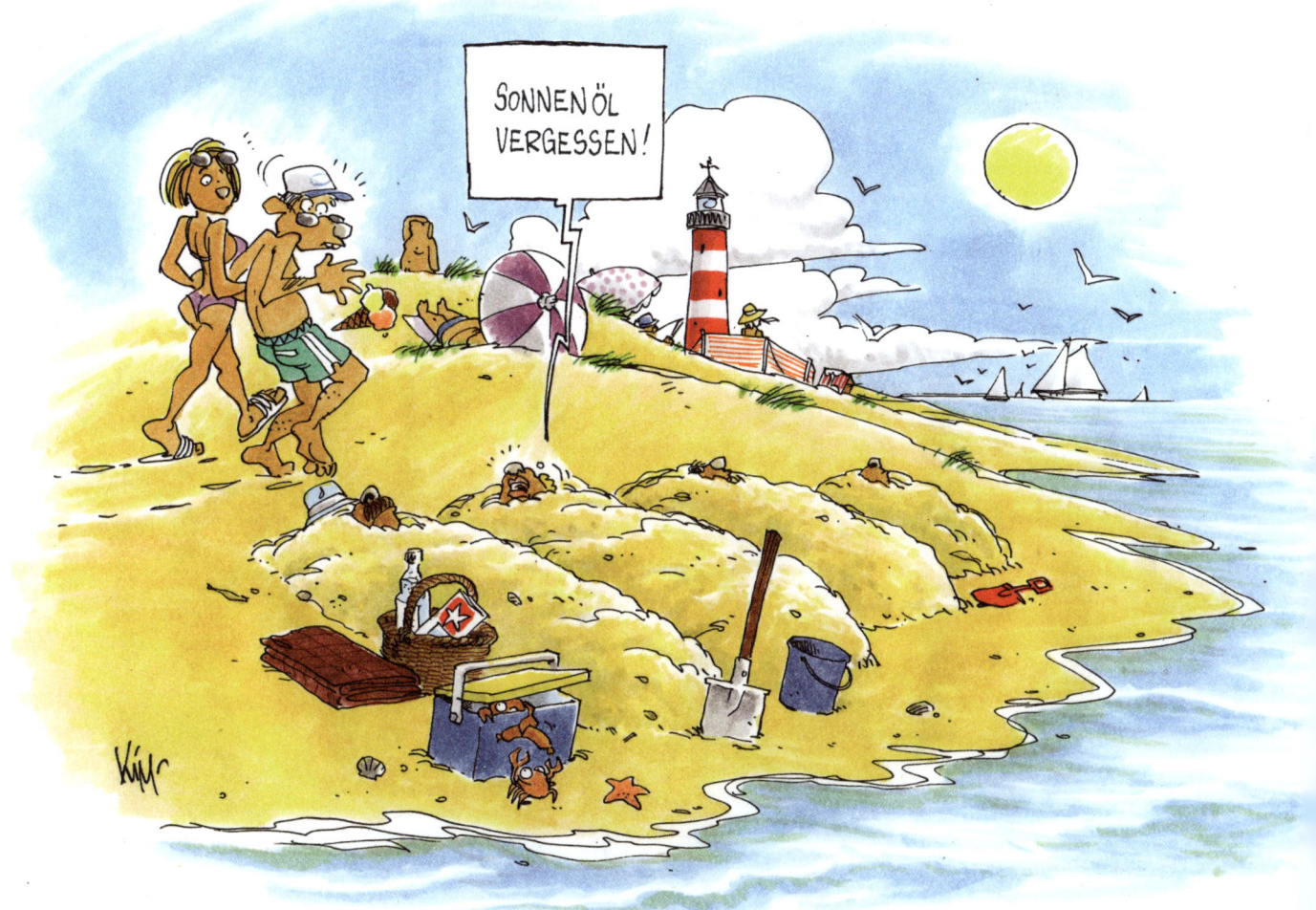

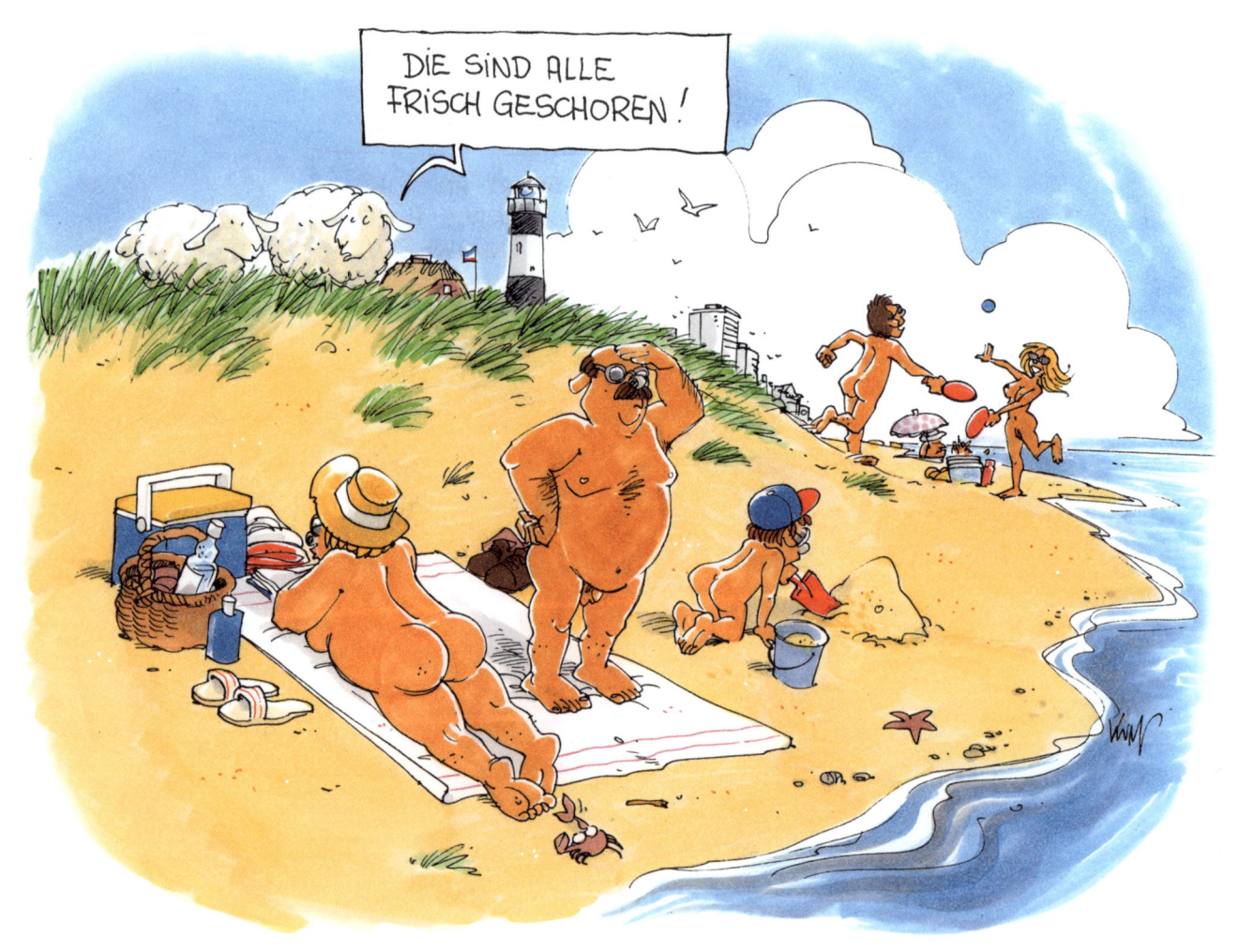

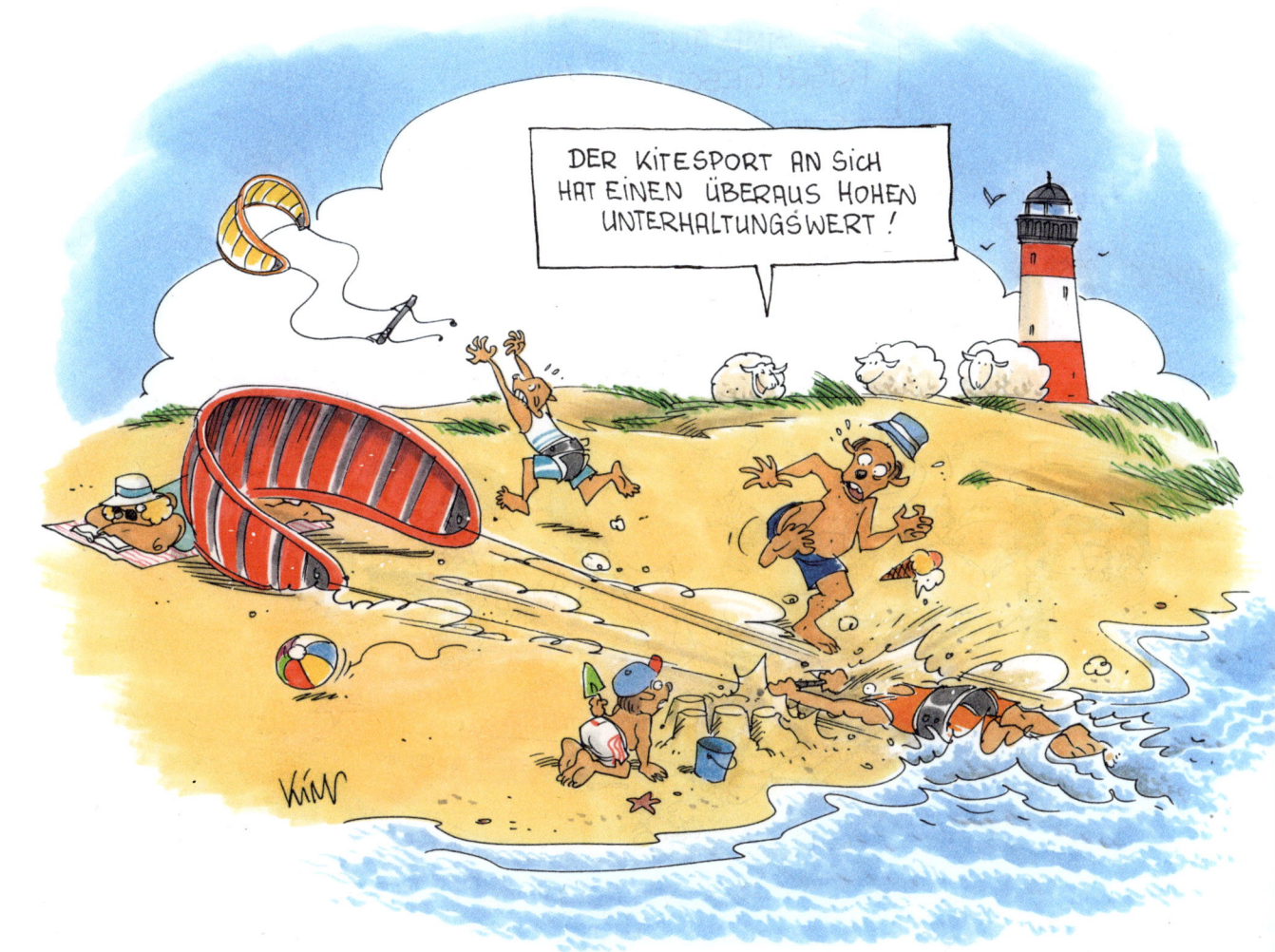

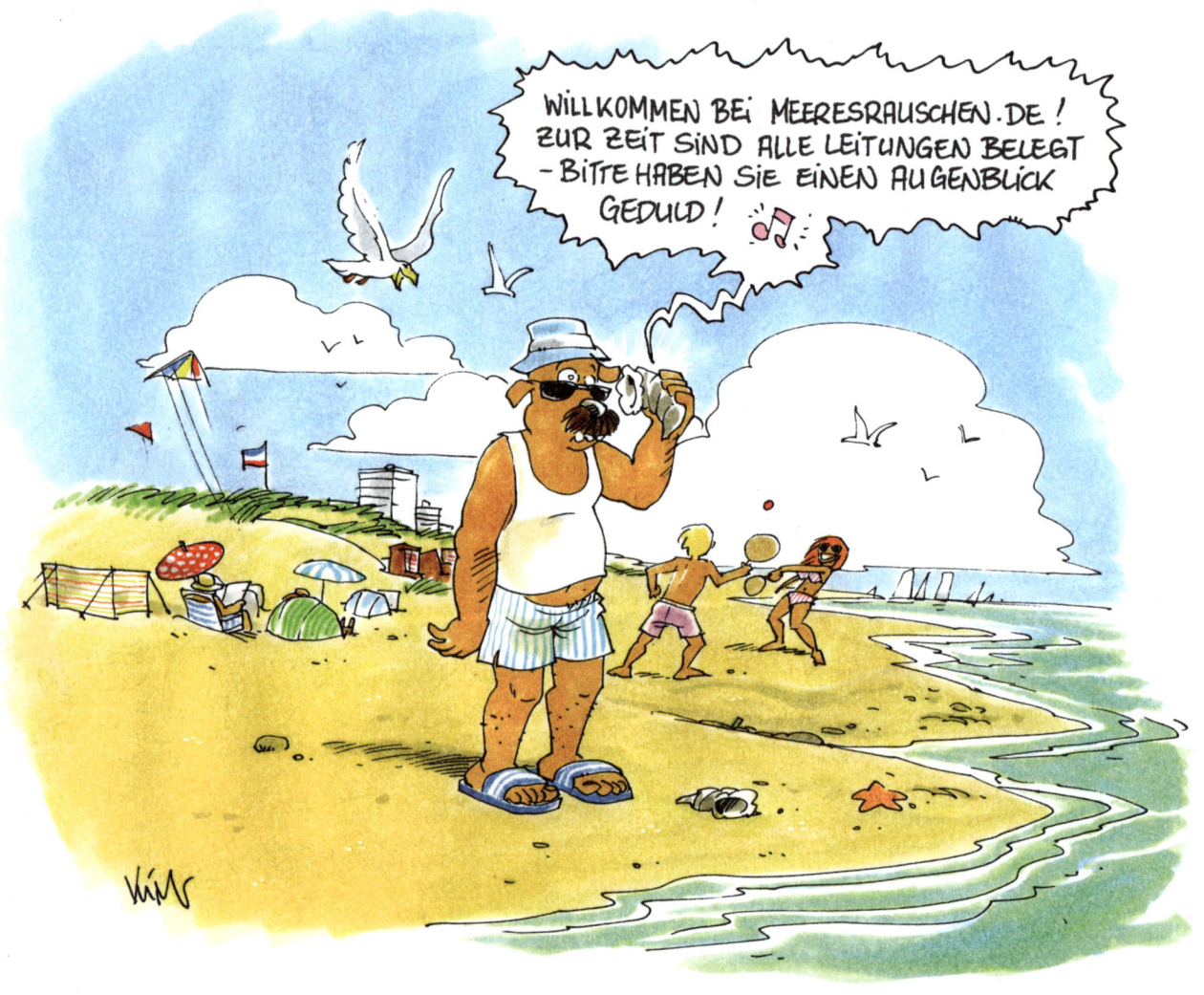

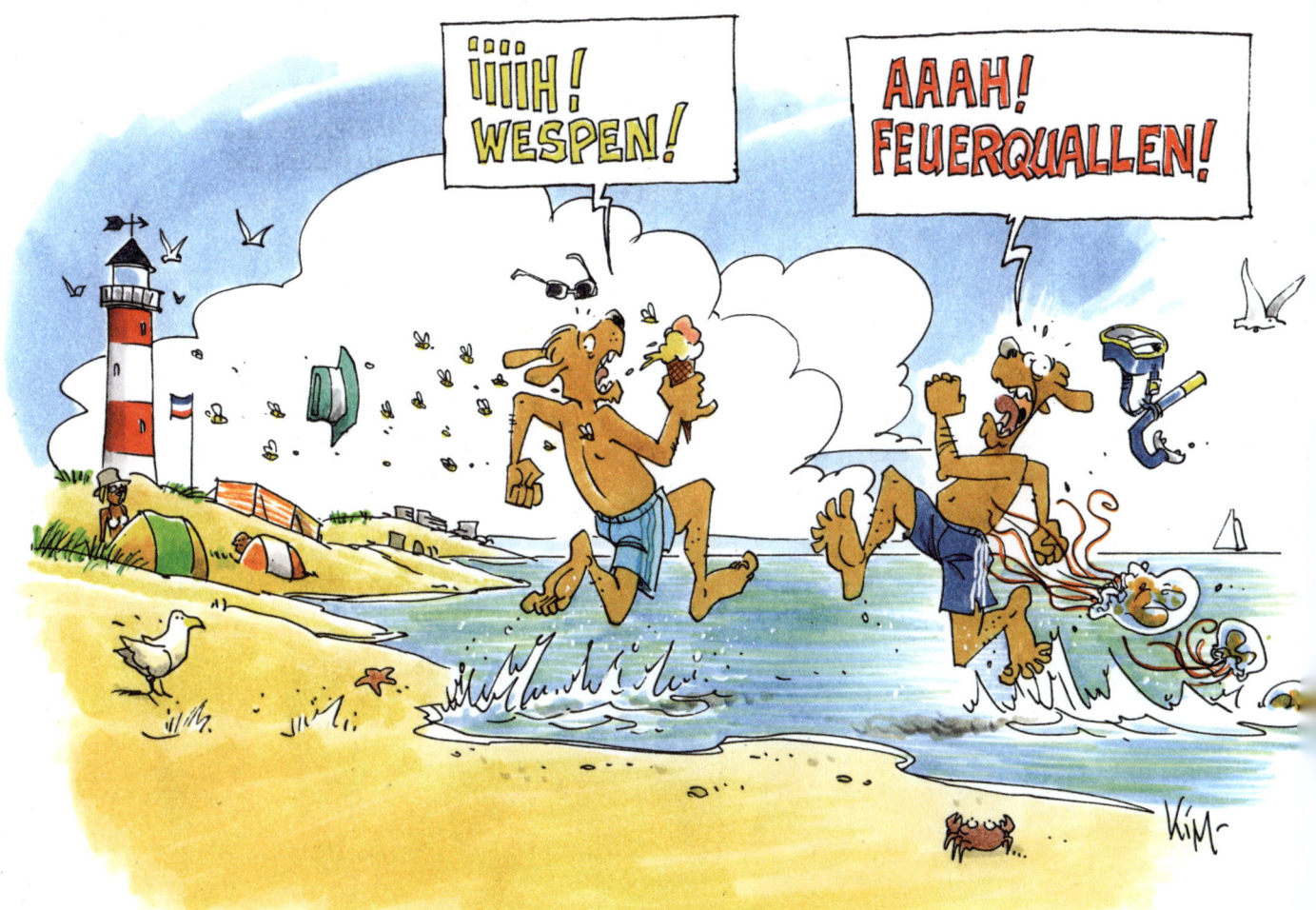

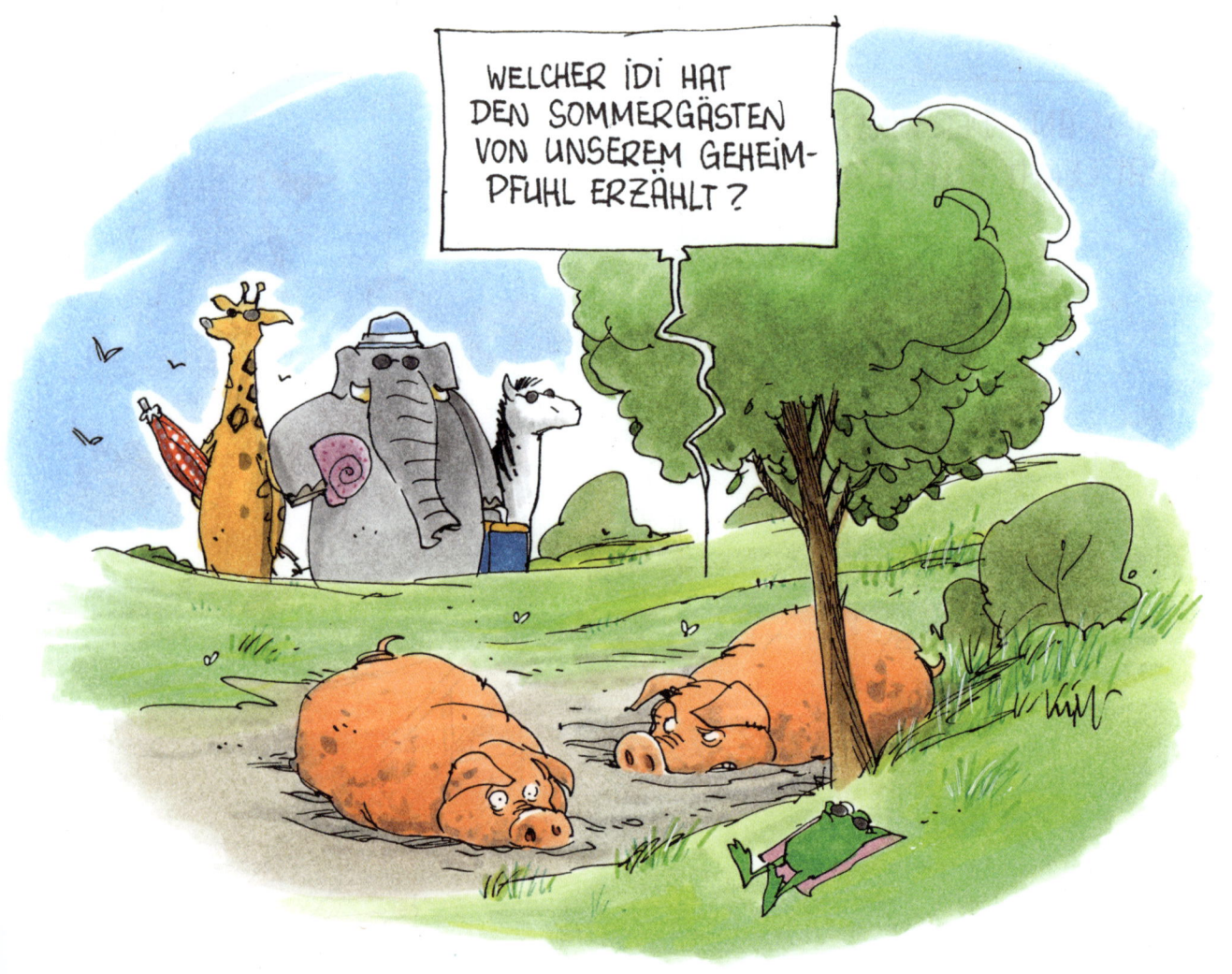

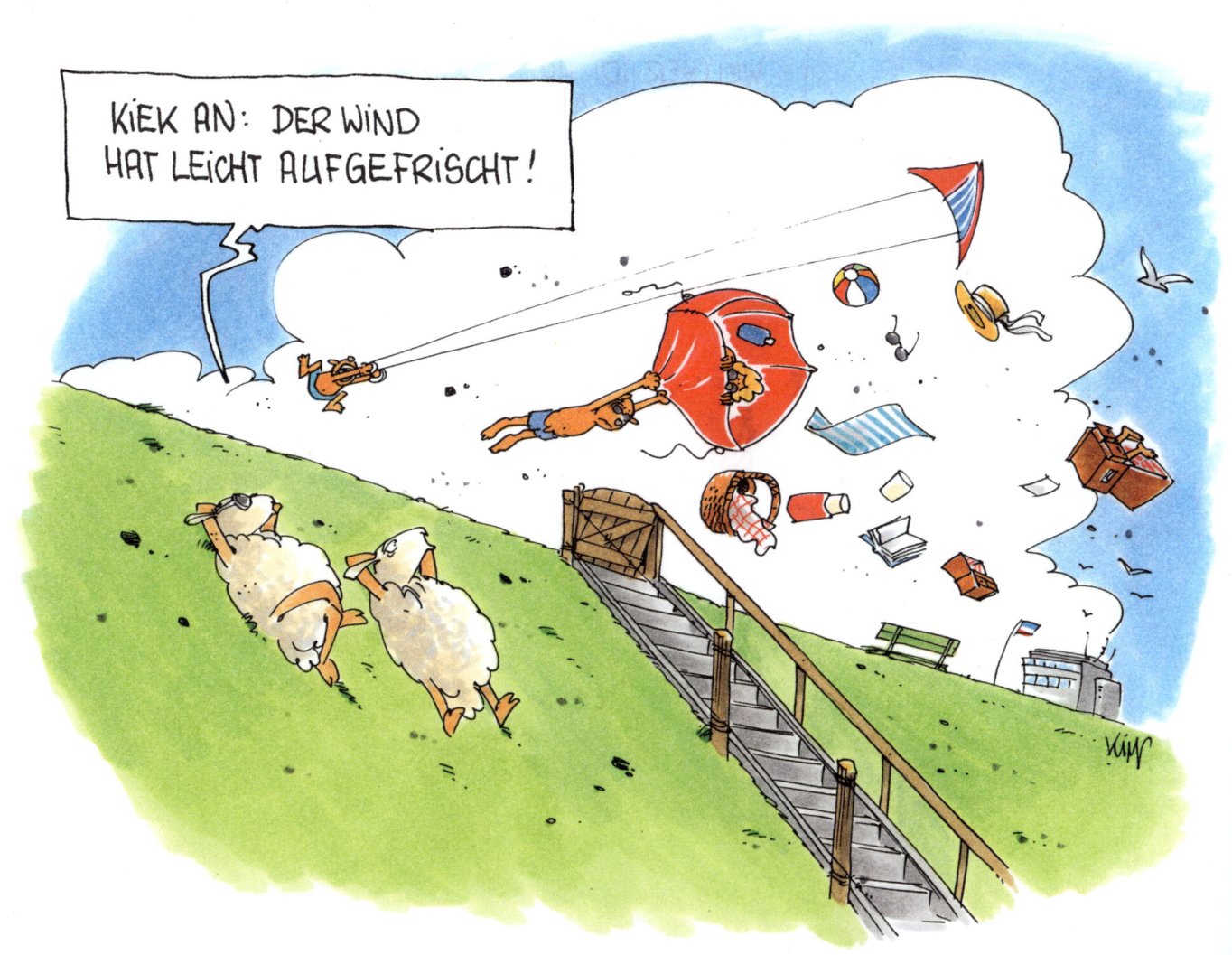

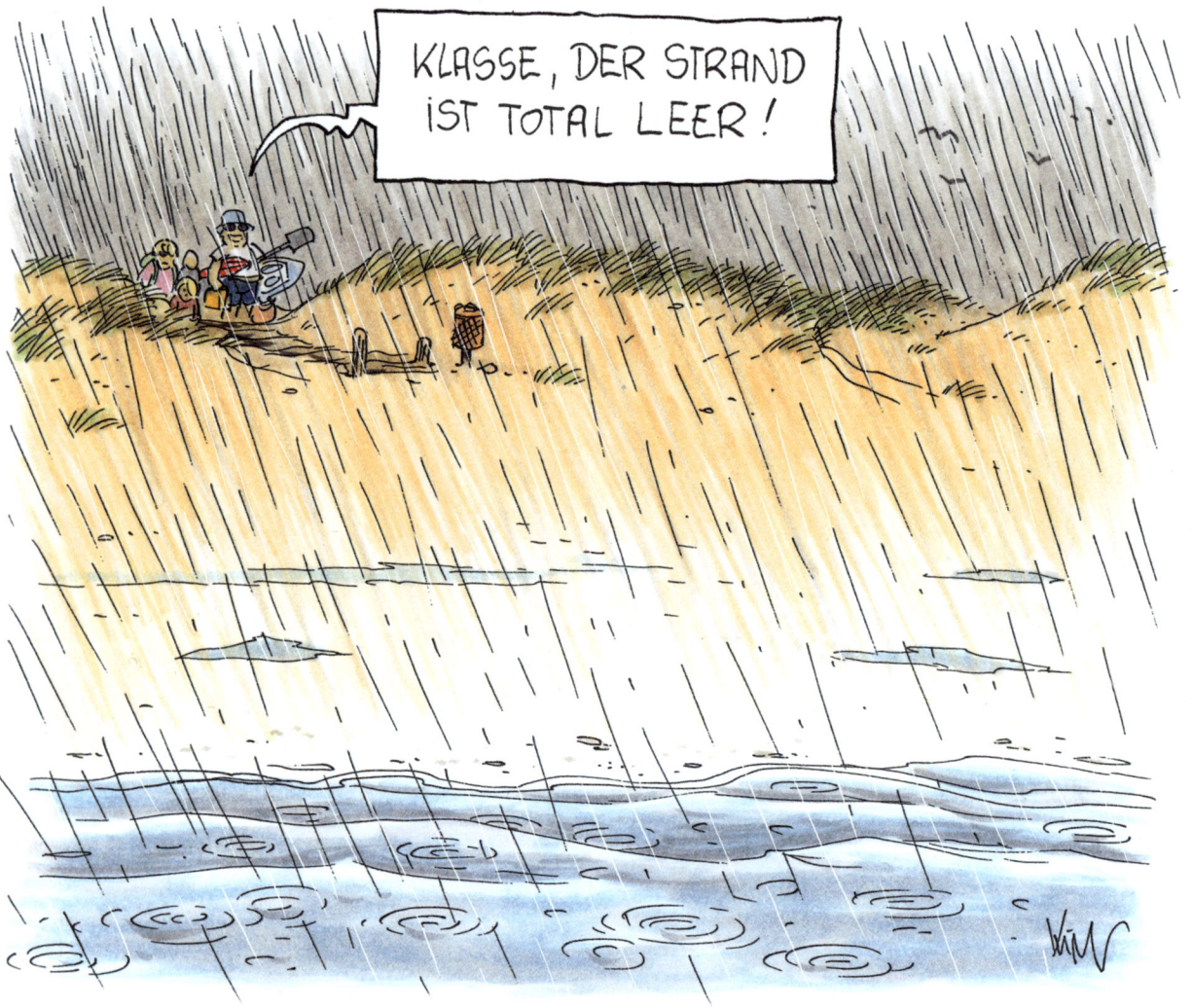

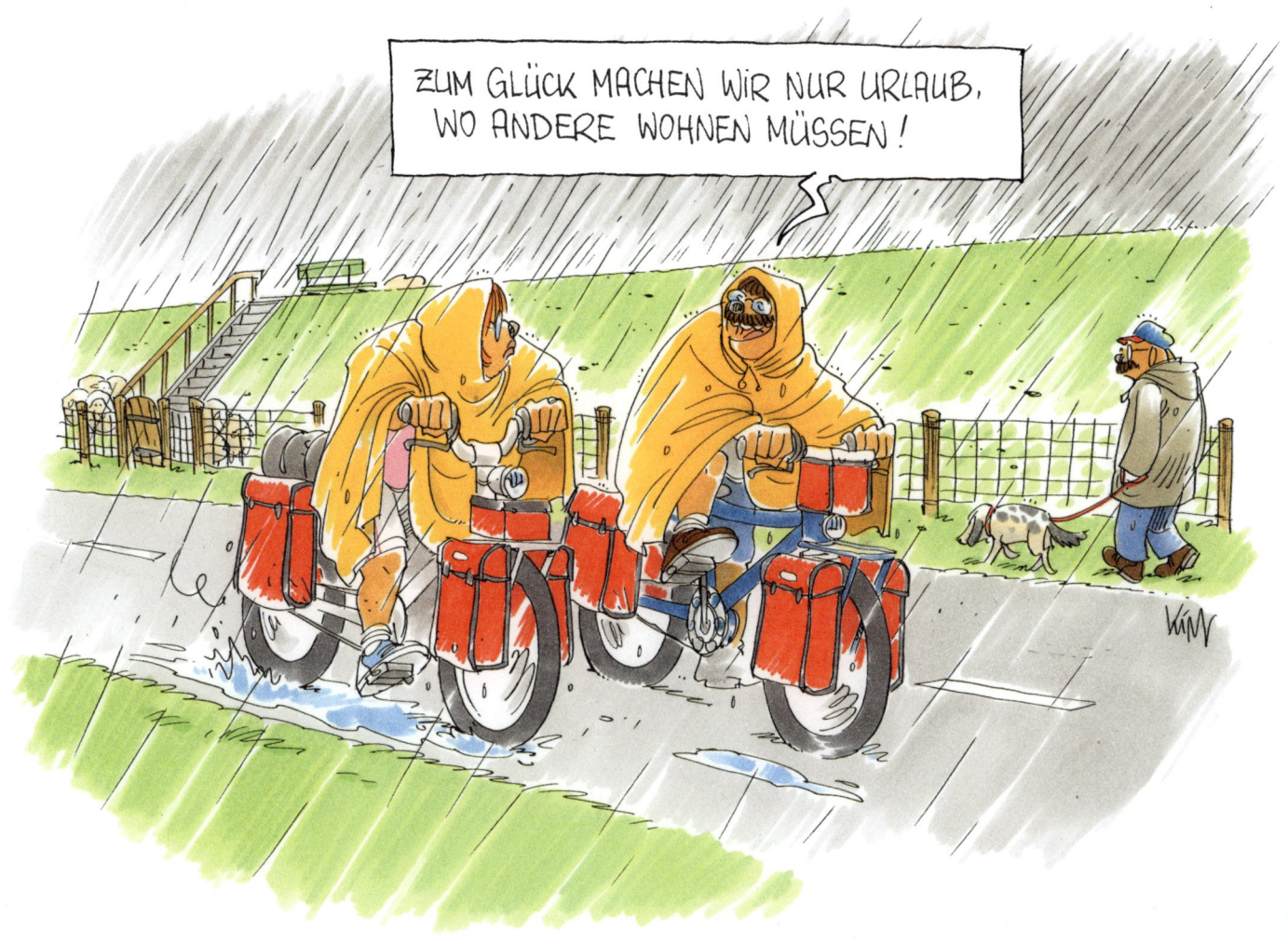

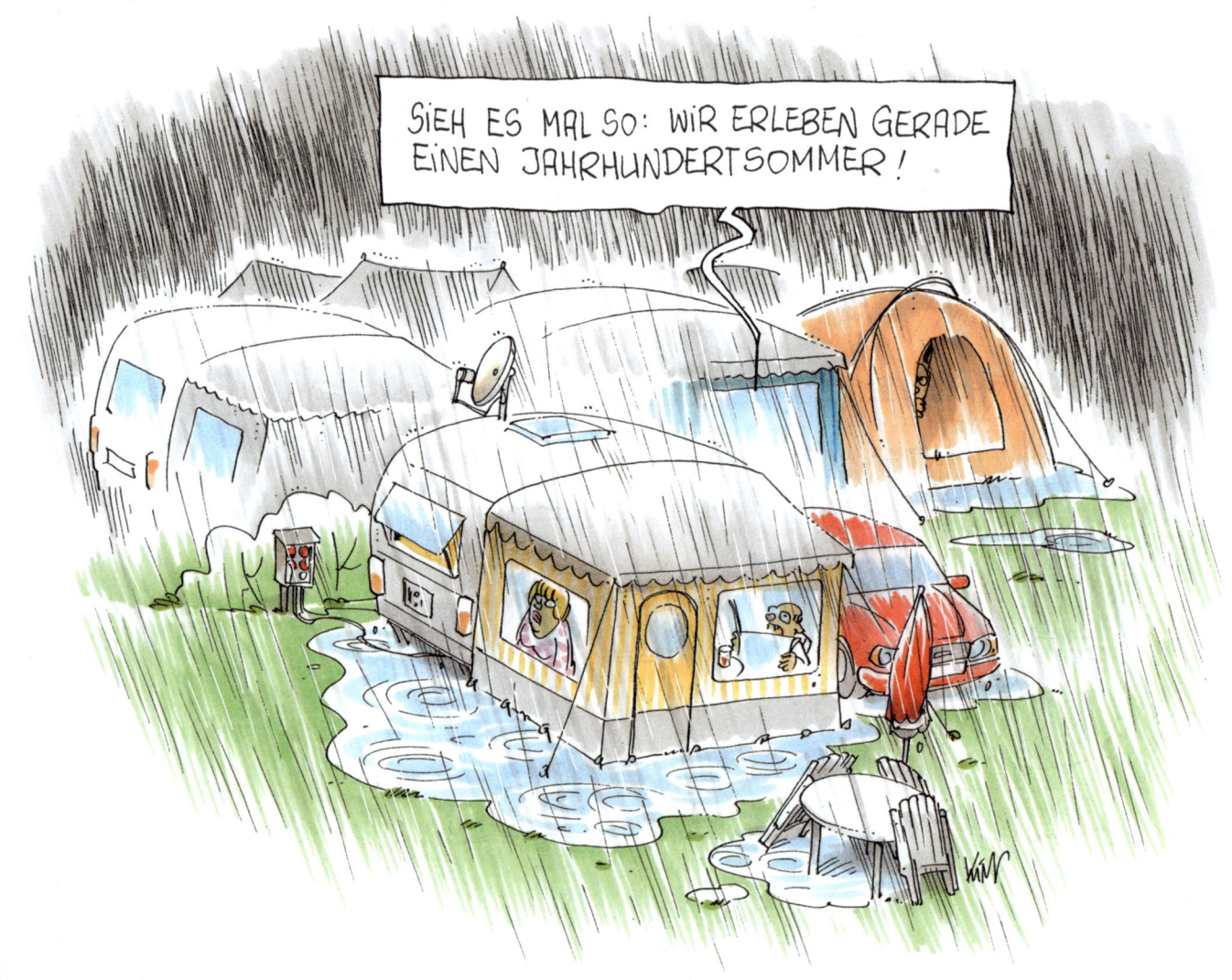

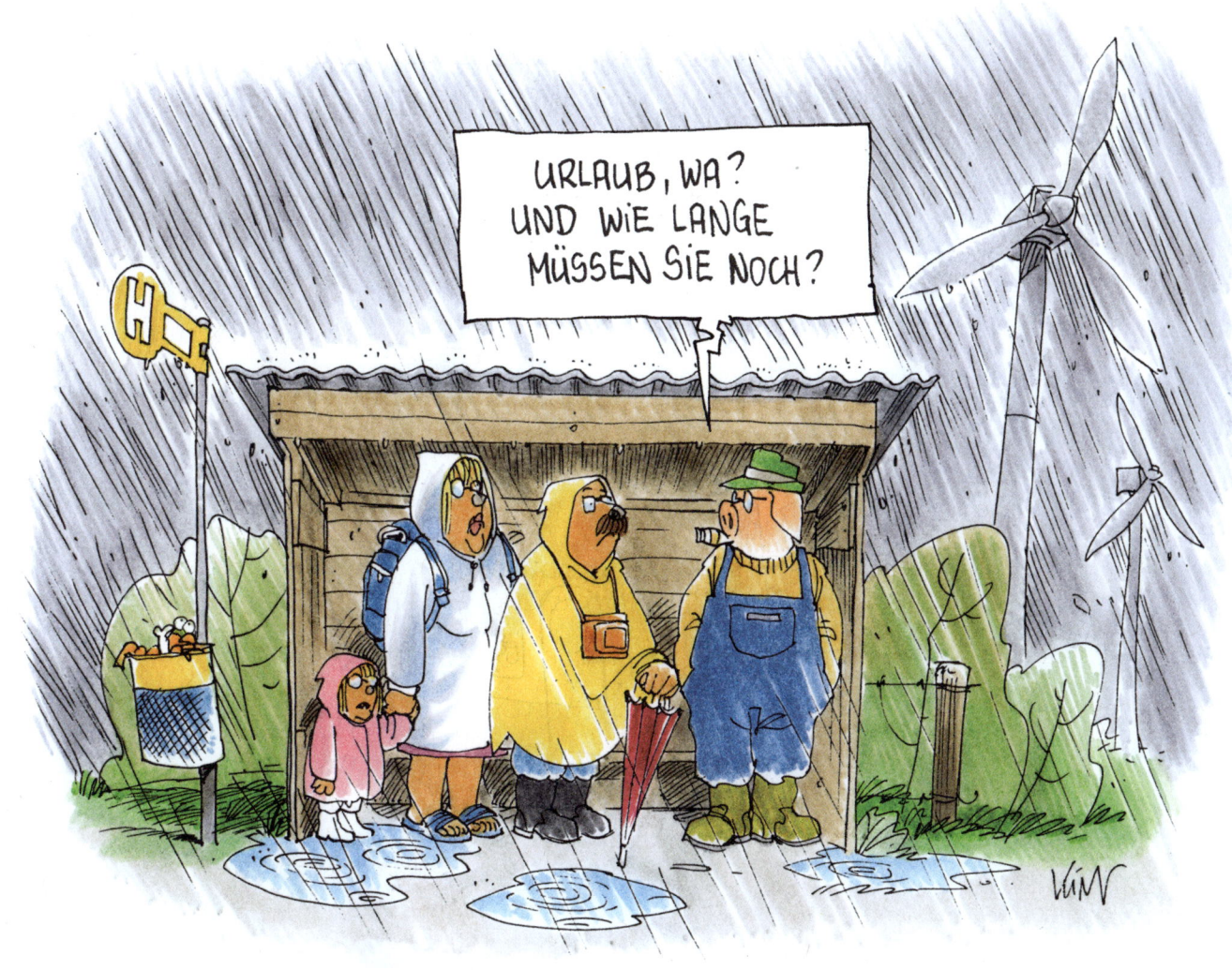

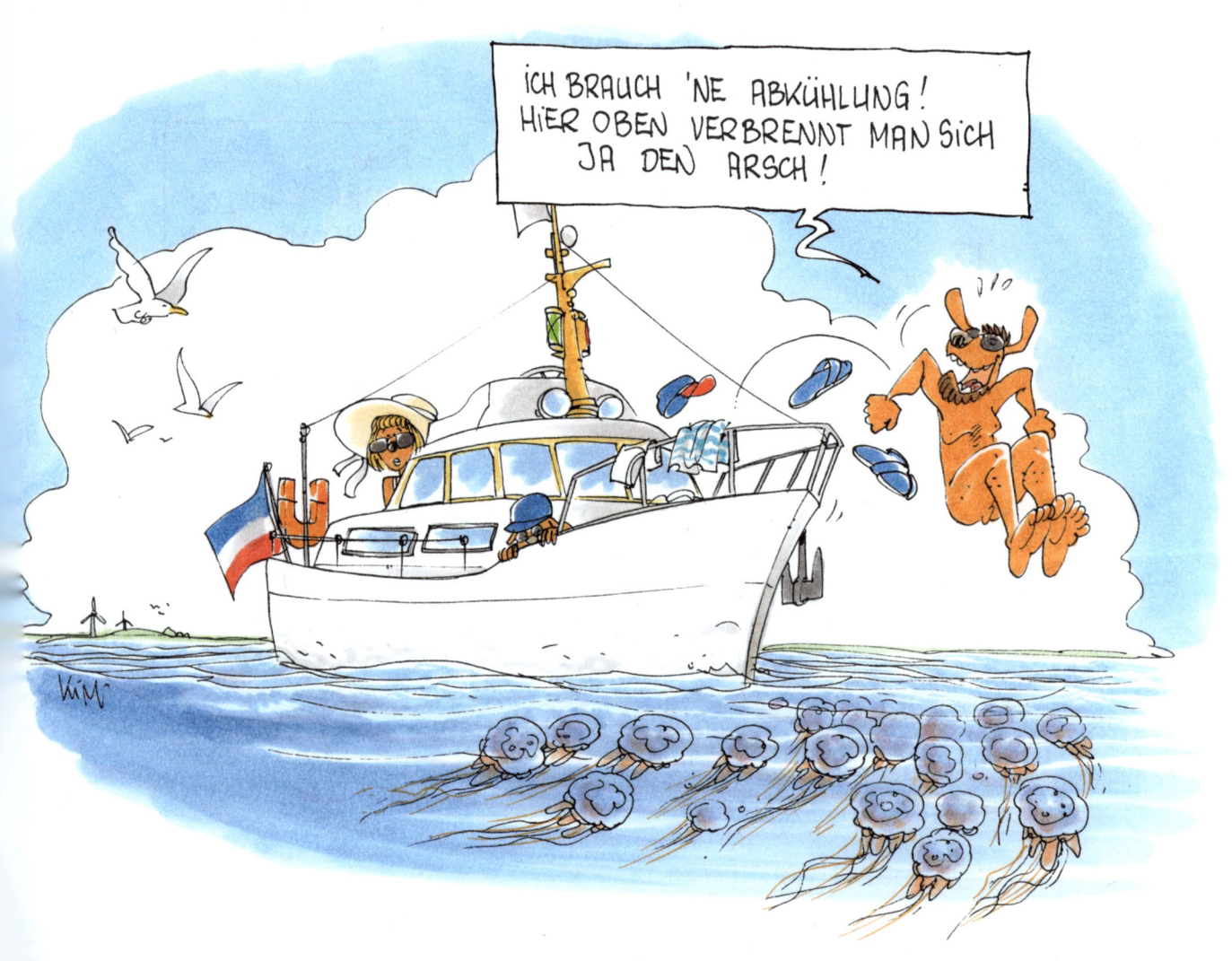

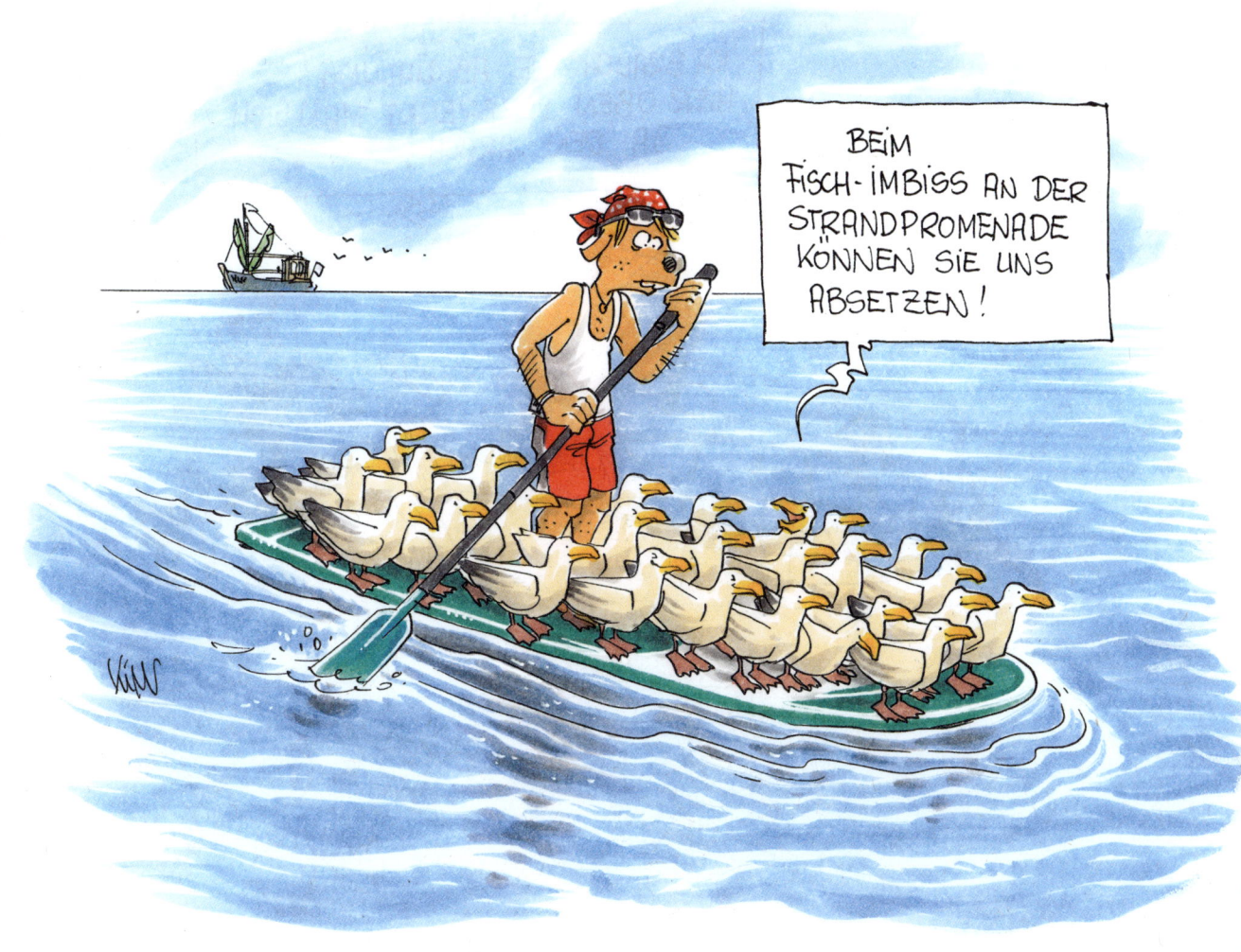

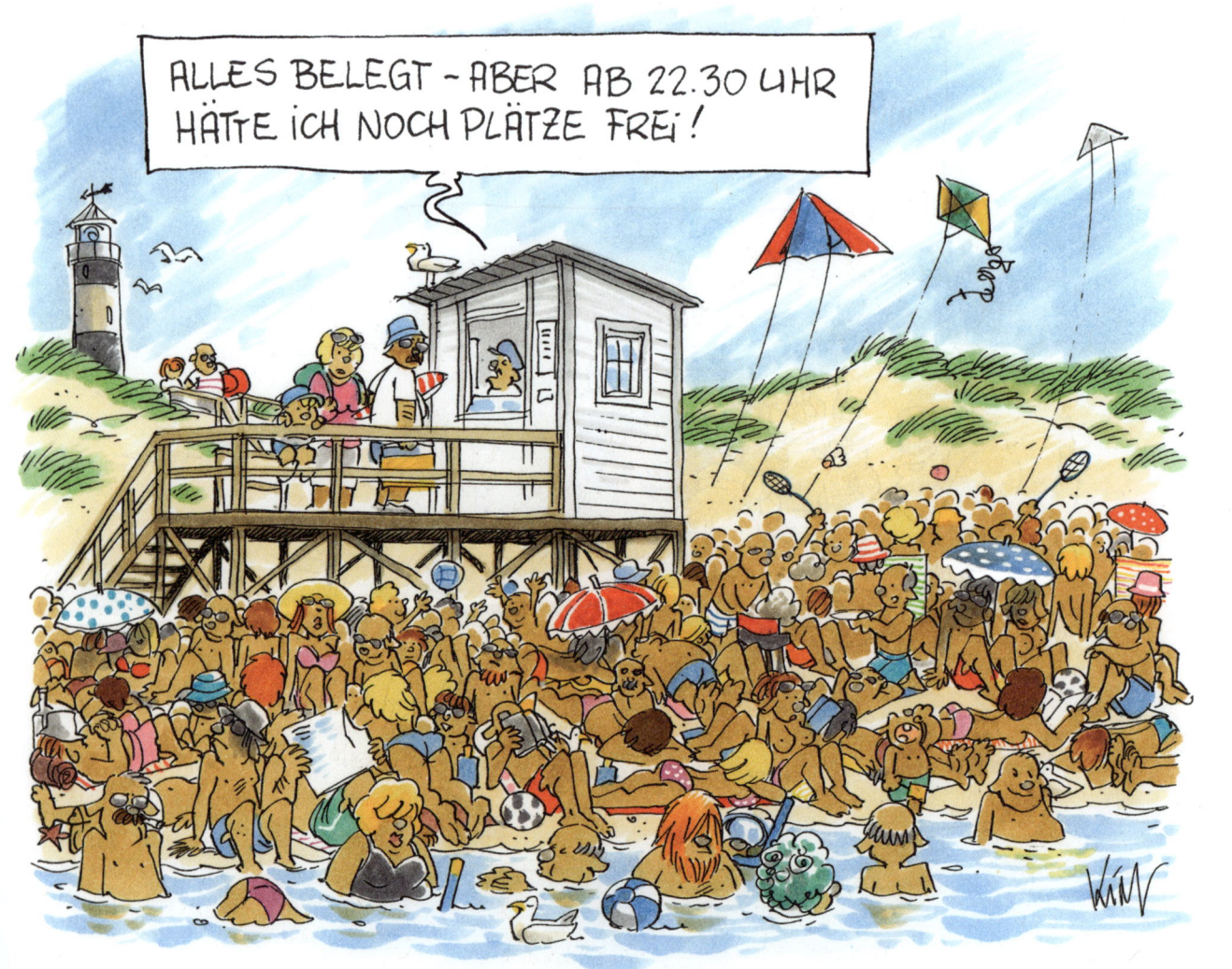

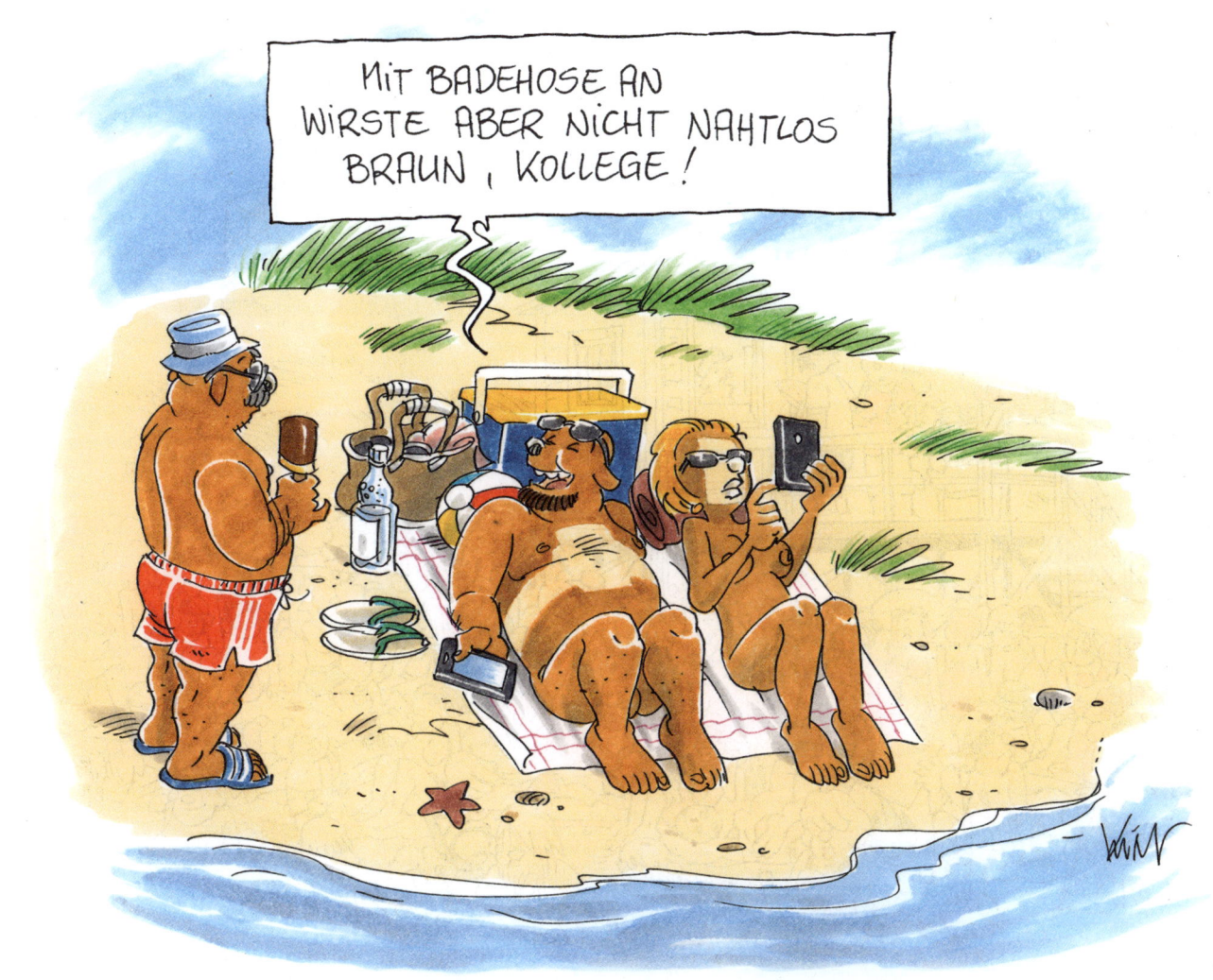

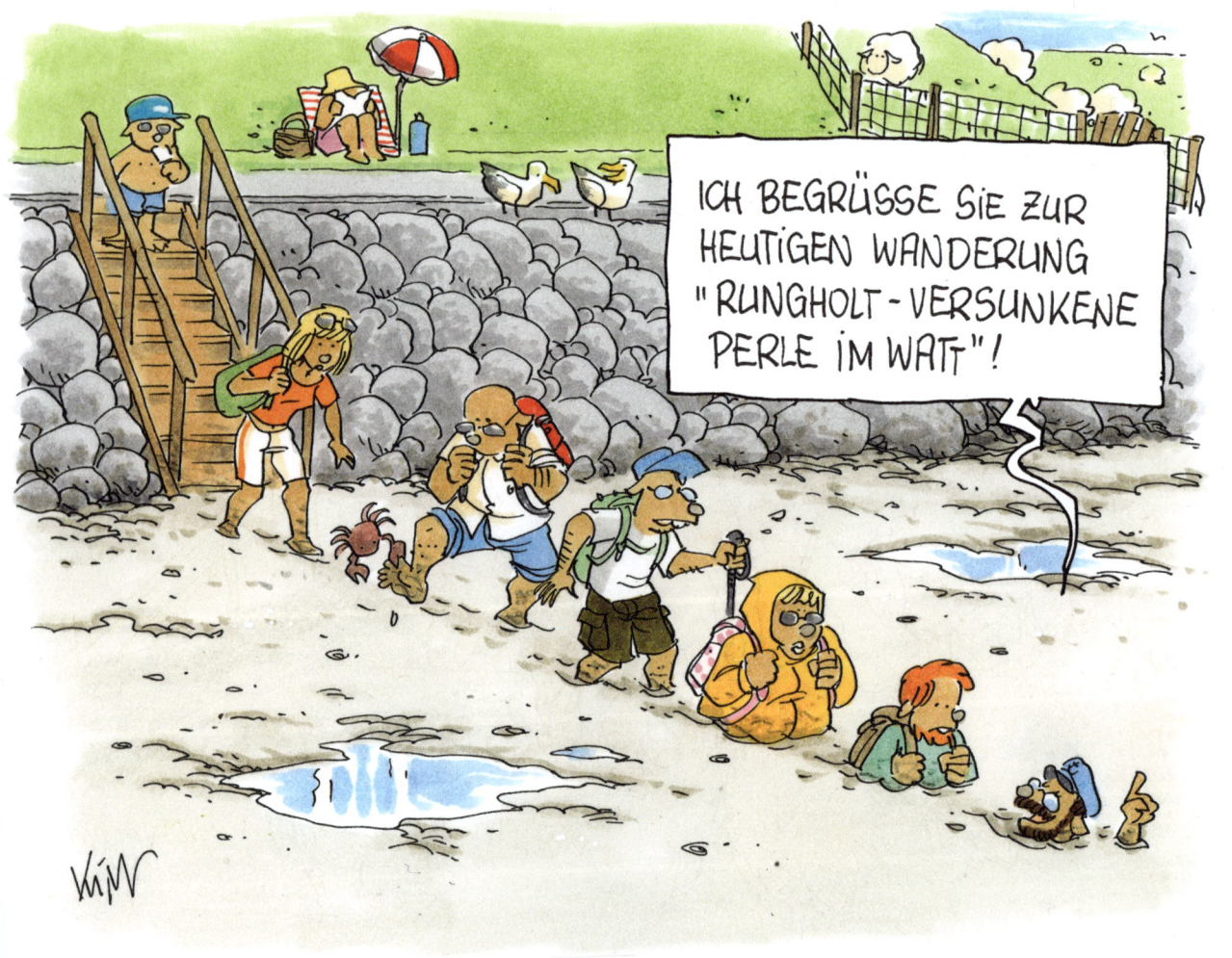

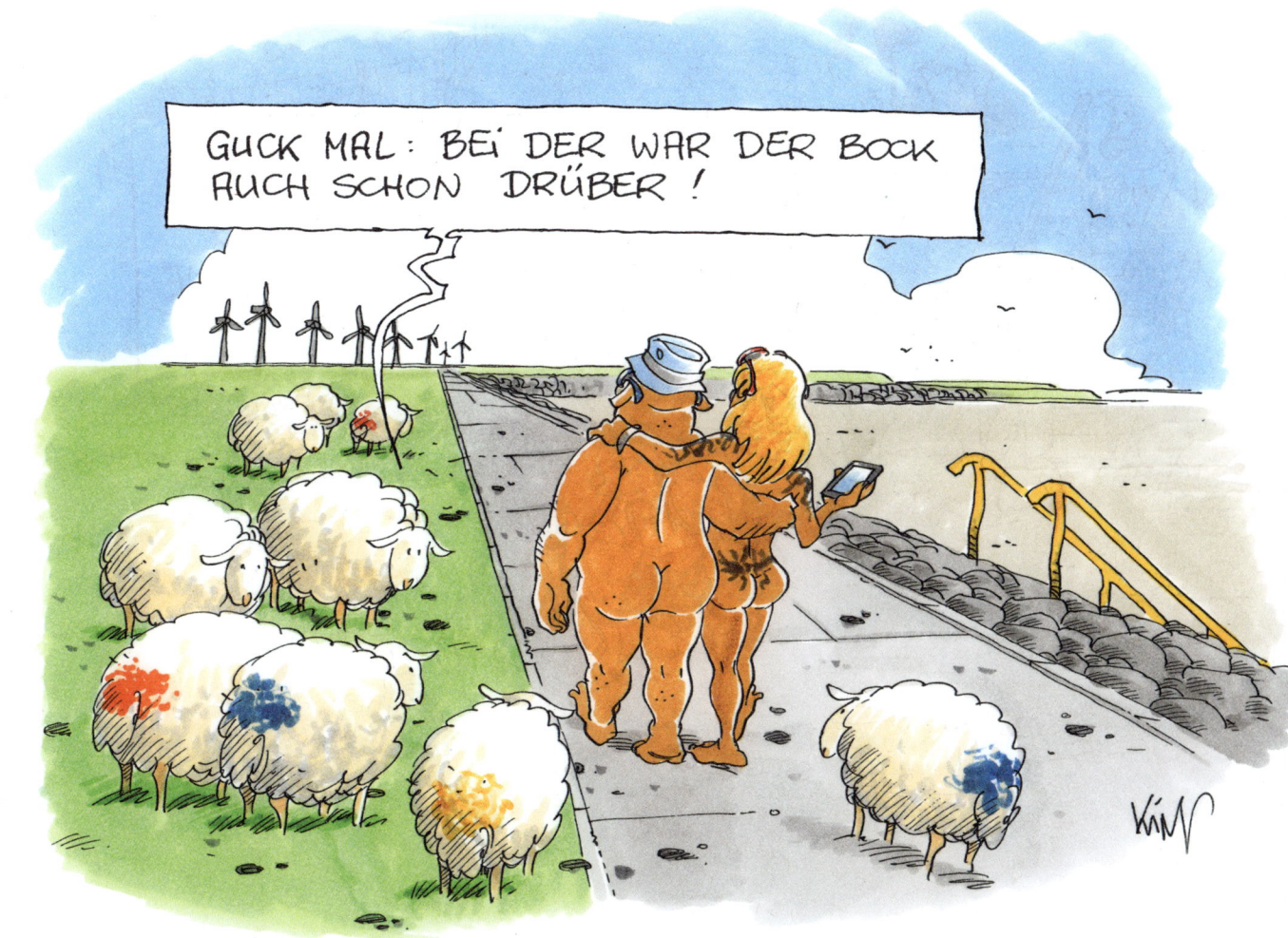

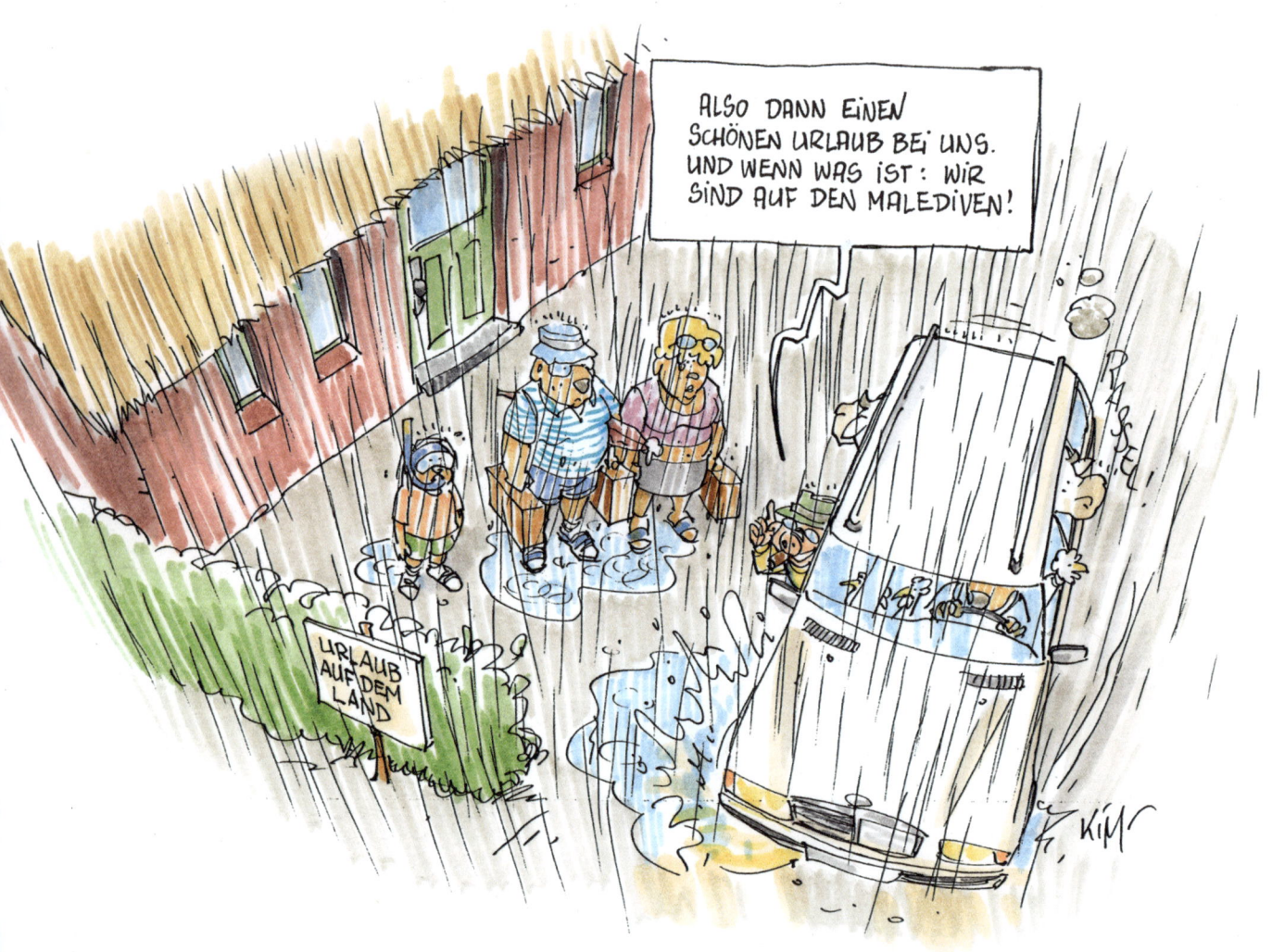

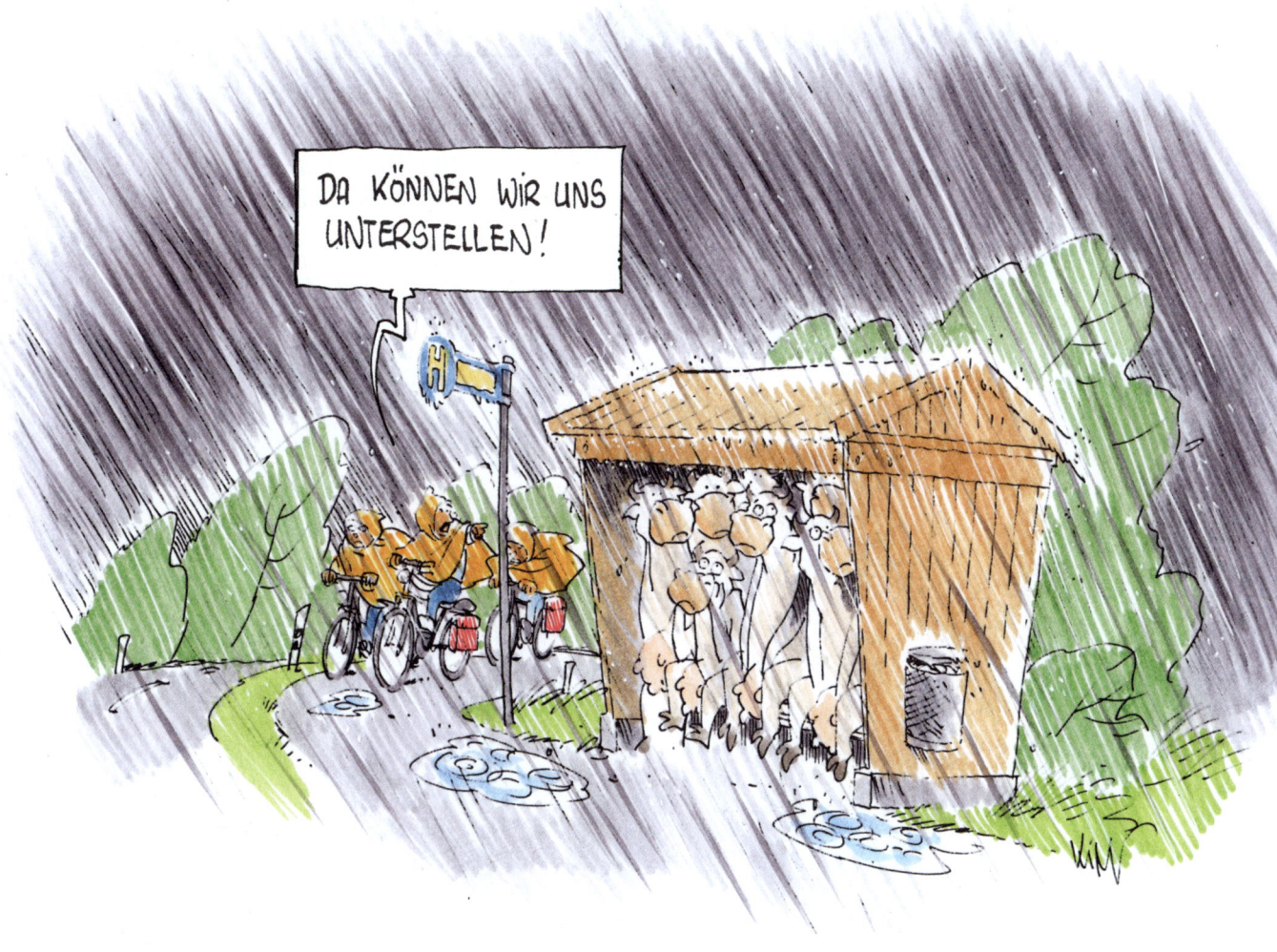

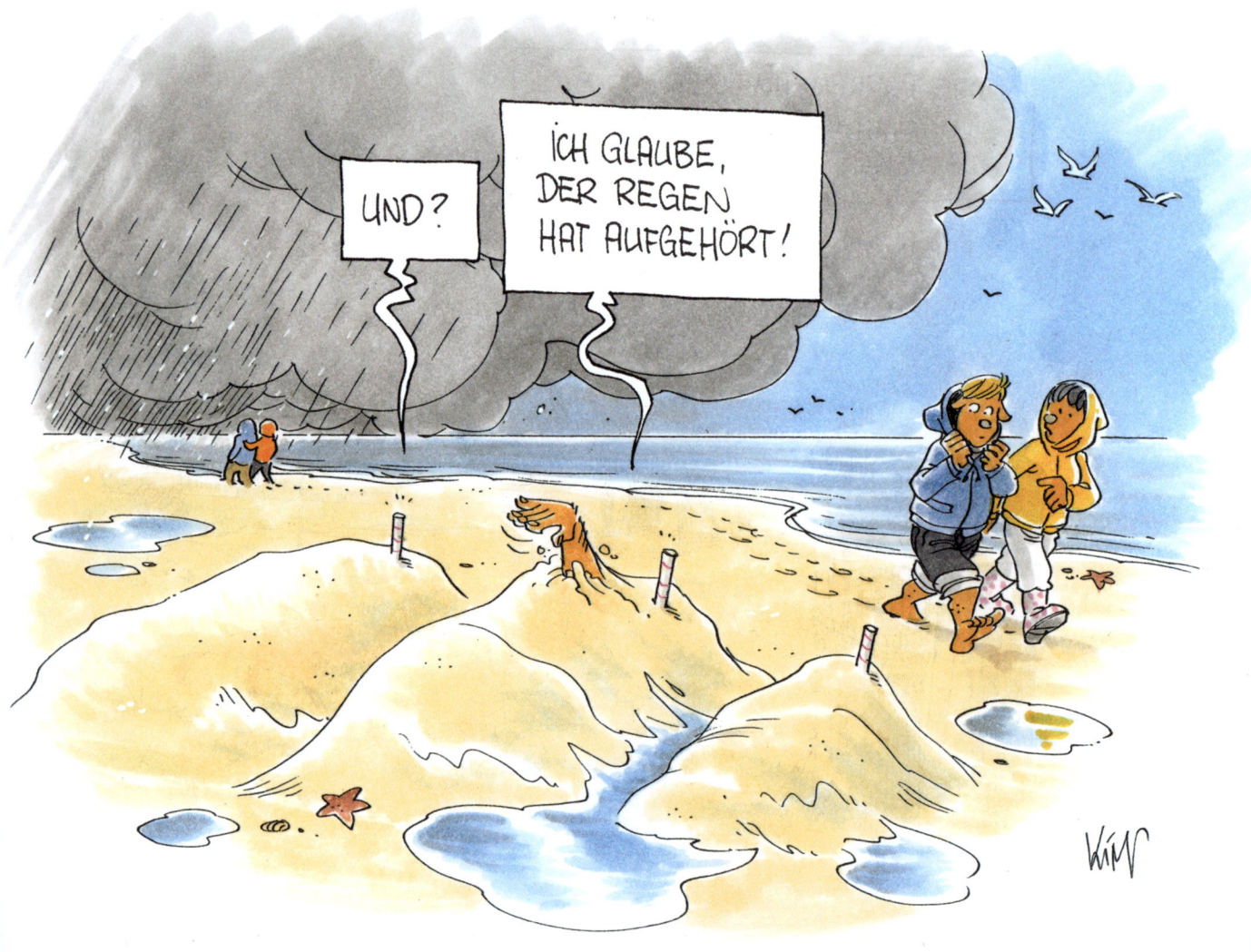

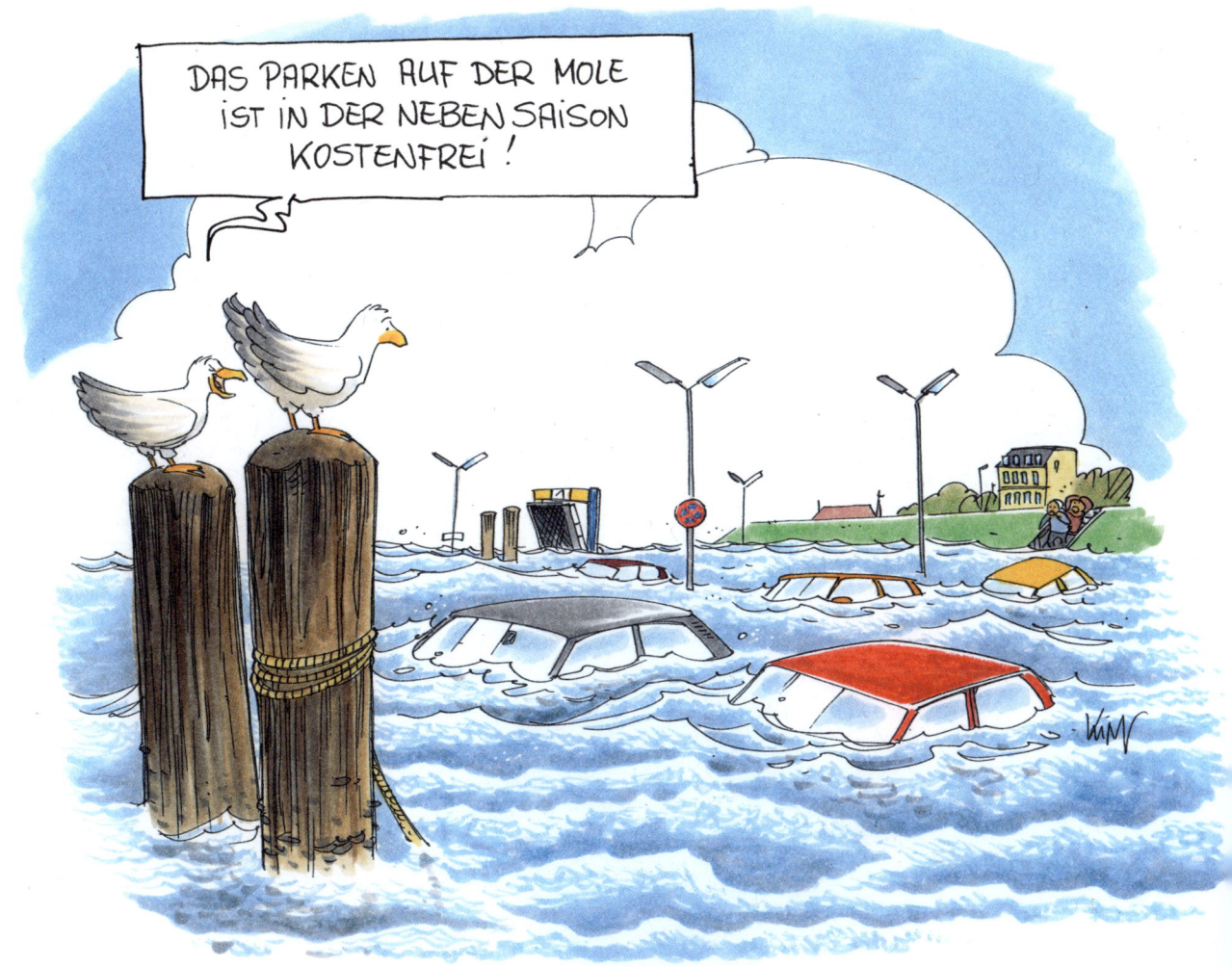

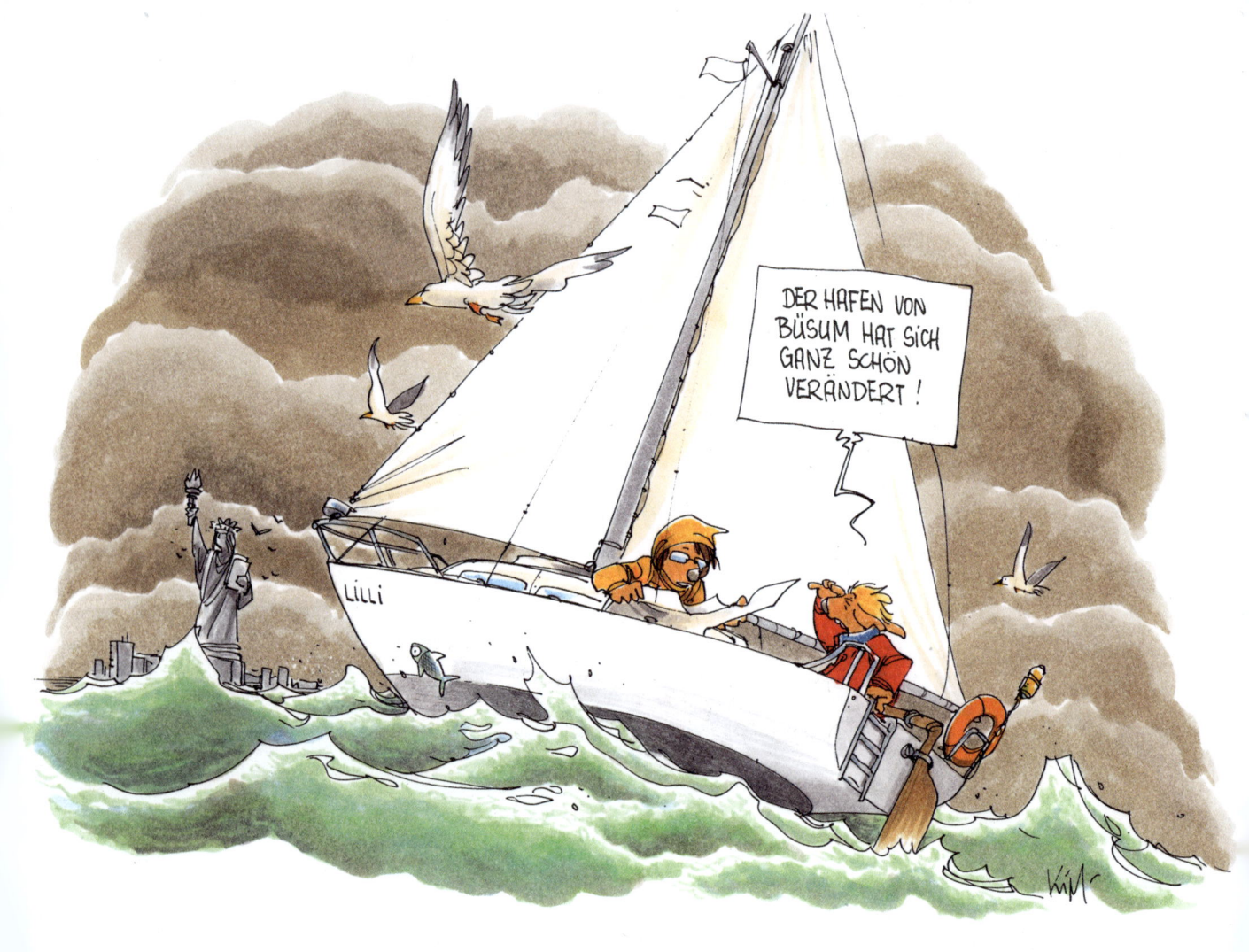

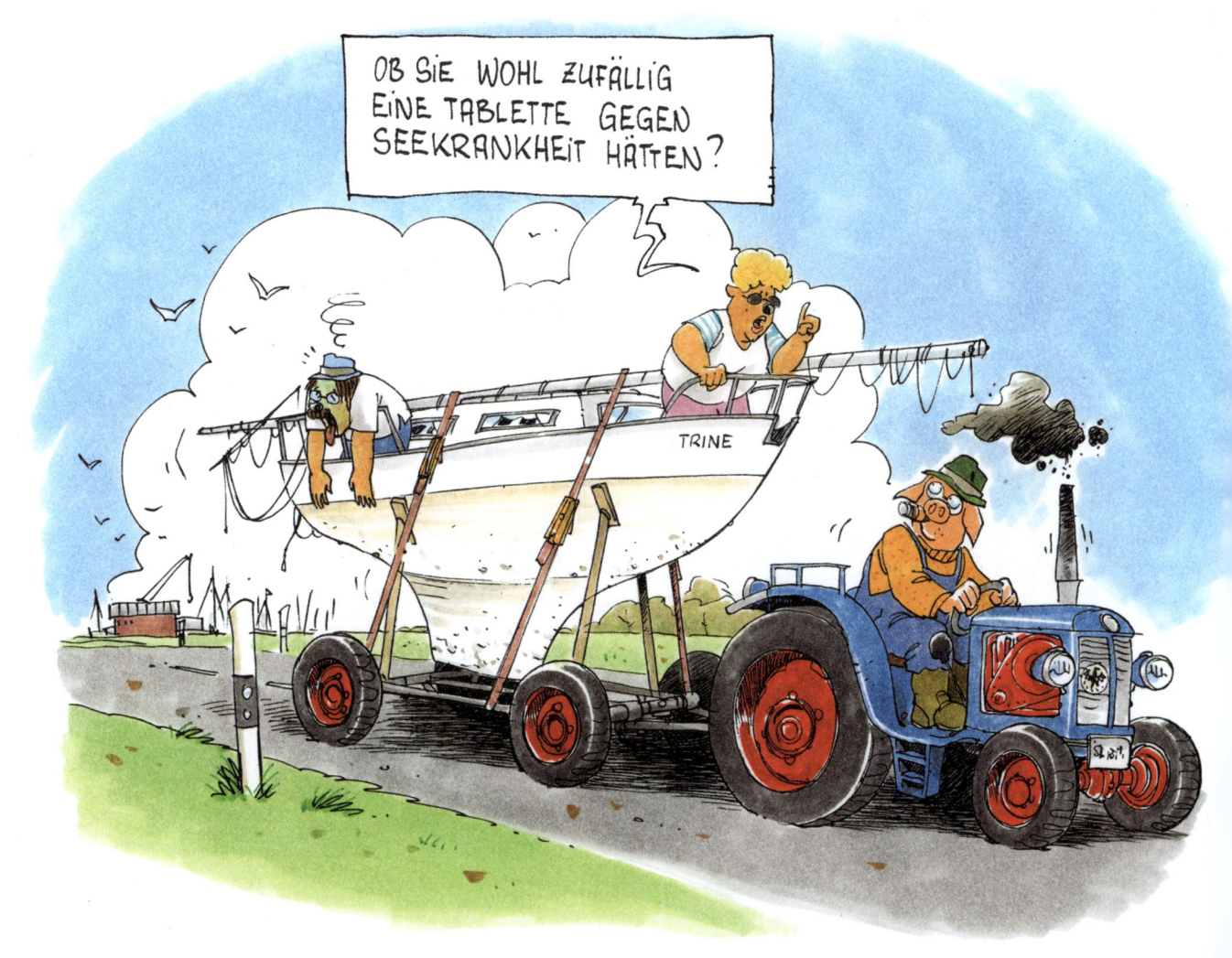

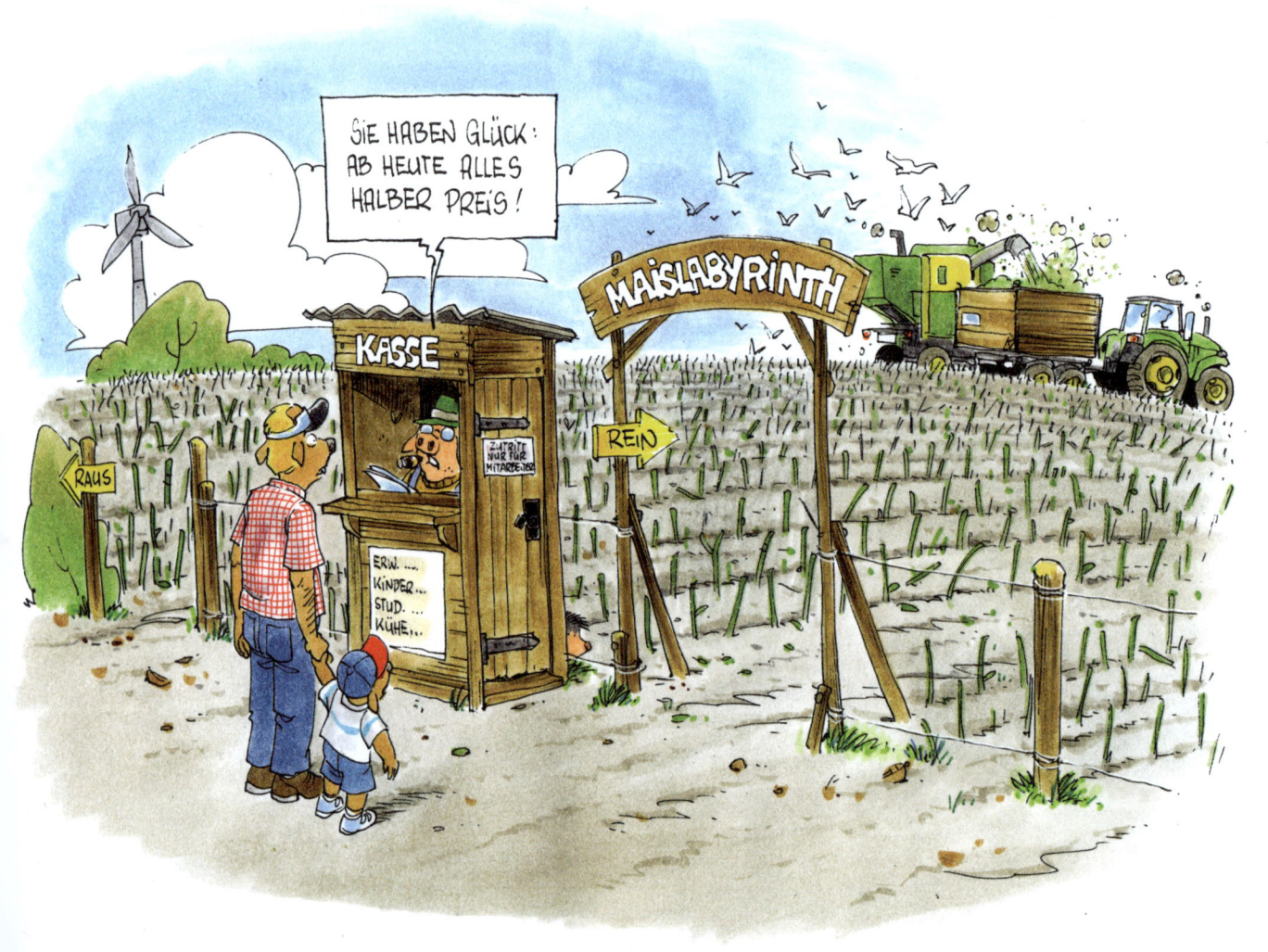